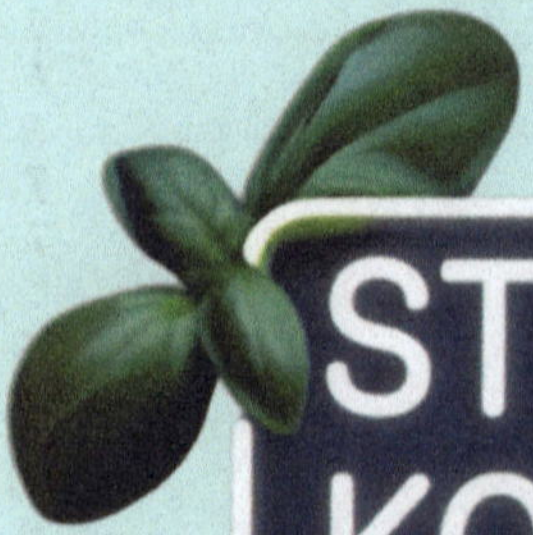

STUDENTEN KOCHBUCH – MIT NUR 5 ZUTATEN!

Rezepte für kleines Budget,
wenig Zeit & minimale Ausstattung.

1. Auflage

Inhaltsverzeichnis

Einleitung

Schnell, günstig und trotzdem lecker? Geht klar.

Willkommen im einfachsten Kochbuch deines Lebens!

Cool, dass du dieses Buch in der Hand hältst! Das zeigt: Du willst lecker essen – aber bitte ohne stundenlanges Schnippeln, teure Zutaten oder Profi-Küchengeräte. Genau dafür ist dieses Buch gemacht.

Nur 5 Zutaten pro Rezept, keine unnötigen Extras und keine komplizierten Anleitungen. Stattdessen findest du hier einfache Gerichte, die du auch mit wenig Zeit, wenig Geld und wenig Küchenausstattung problemlos hinkriegst – ob du gerade frisch ausgezogen bist, in einer WG wohnst oder einfach keine Lust hast, ewig in der Küche zu stehen.

Warum dieses Buch perfekt für dich ist:
Studieren, arbeiten, chillen – kochen muss nebenbei laufen.
Und das geht: Mit einem Topf, einer Pfanne und vielleicht einem Backblech kannst du alles zubereiten, was in diesem Buch steht. Keine Airfryer, keine Spiralschneider, keine fancy Geräte.

Günstig, sättigend, alltagstauglich.
Alle Rezepte sind so geplant, dass du mit möglichst wenig Aufwand satt wirst – ob Pasta, Pfanne, Ofengericht oder Frühstück für den Kater danach. Perfekt für stressige Tage, Lernpausen oder spontane Essensrettung vor dem leeren Kühlschrank.

So funktioniert das Buch:
- ✓ **Jedes Rezept braucht nur 5 Zutaten** (Salz, Pfeffer, Öl & Wasser zählen nicht mit).
- ✓ **Klar strukturierte Anleitungen** – perfekt für Kochanfänger.
- ✓ **Nährwerte & Portionen** – damit du weißt, was du auf dem Teller hast.
- ✓ **Tipps & Varianten** – falls du mal was austauschen oder pimpen willst.
- ✓ **Symbole & Abkürzungen** – damit du schnell siehst, was du brauchst.

Du brauchst keine besonderen Geräte – Pfanne, Topf, Ofen reichen aus. Alles, was du sonst noch brauchst, ist ein bisschen Neugier und die Lust, direkt loszulegen.

Also: Ran an den Herd – du wirst sehen, wie viel Freude Kochen machen kann!

Warum nur 5 Zutaten? - Einfach, schnell, lecker!

Du fragst dich vielleicht: Warum nur fünf Zutaten pro Rezept?
Ganz einfach:

✓ Weniger Zutaten = weniger Stress beim Einkaufen.
✓ Du brauchst weniger Vorbereitungszeit.
✓ Du hast weniger Chaos in der Küche.
✓ Und das Beste: Es schmeckt trotzdem super!

Viele glauben, dass ein gutes Gericht kompliziert sein muss - aber das Gegenteil ist der Fall: Weniger ist oft mehr.

Dieses Buch zeigt dir, wie du mit wenigen Zutaten tolle Gerichte zaubern kannst, die dich (und vielleicht auch deine Familie) begeistern werden.

Was zählt zu den 5 Zutaten?

Wir zählen nur die Hauptzutaten - also das, was du wirklich einkaufen musst. Dinge wie Salz, Pfeffer, Öl oder Wasser hast du hoffentlich sowieso zu Hause. Auch Gewürze wie Paprika, Curry oder italienische Kräuter musst du nicht extra mitzählen, wenn wir sie im Rezept erwähnen.

Kochen wie ein Profi - ohne Profi zu sein

Egal ob du noch nie gekocht hast oder schon ein kleiner Küchenboss bist: Die Rezepte sind super verständlich erklärt. Viele davon schaffst du in unter 30 Minuten. Und wenn du einen Airfryer hast, findest du bei einigen Gerichten einen kleinen Hinweis, wie du ihn einsetzen kannst - praktisch, aber nicht notwendig.

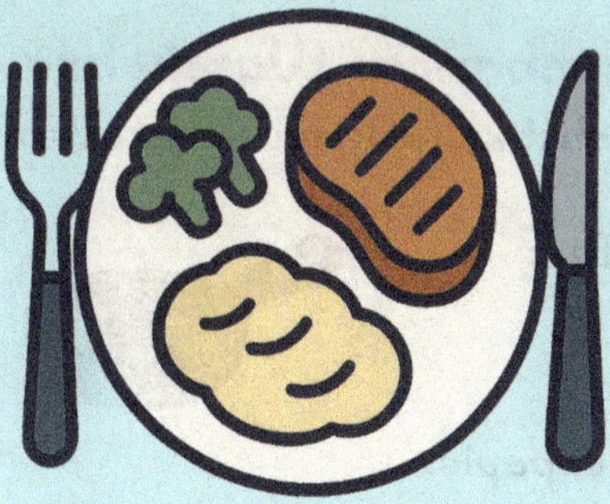

Sicherheit & Reinigung – Damit alles glatt läuft

Kochen macht Spaß – aber es ist wichtig, dabei auch sicher und sauber zu arbeiten. Hier ein paar einfache Tipps, die du immer im Kopf behalten solltest:

Sicherheit beim Kochen:

- Stelle Pfannen und Töpfe fest und gerade auf den Herd.
- Topflappen oder Küchenhandschuhe benutzen, wenn du etwas aus dem Ofen holst – Backformen und Bleche werden richtig heiß!
- Lass niemals den Herd oder Ofen unbeaufsichtigt, während etwas kocht oder backt – besonders bei Fett oder Öl.
- Halte lange Ärmel, Haare und Handtücher fern von offenen Flammen oder heißen Platten.
- Öffne heiße Töpfe und Ofentüren immer vorsichtig – es kann heißer Dampf austreten.

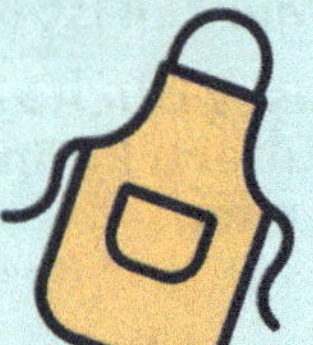

Sauberkeit in der Küche:

- Wasche deine Hände vor dem Kochen – und auch zwischendurch, wenn du z. B. rohes Ei verarbeitet hast.
- Halte deine Arbeitsfläche sauber und räume benutzte Sachen direkt zur Seite.
- Schneidebretter und Messer nach dem Benutzen direkt abspülen oder in die Spülmaschine geben.
- Backbleche, Auflaufformen und Muffinförmchen kannst du meist einfach mit warmem Wasser und Spülmittel reinigen.
- Lass heiße Gegenstände immer erst abkühlen, bevor du sie abspülst – sonst können sie sich verziehen oder springen.

Tipp: Eine saubere Küche macht nicht nur mehr Spaß – sie hilft dir auch, den Überblick zu behalten und sicher zu arbeiten.

Küchenbasics – Was du brauchst

Keine Sorge, du brauchst keine Profi-Ausstattung. Hier reicht das Wichtigste:

Utensilien, die dir helfen:

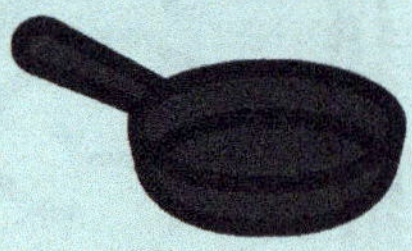

- Schneidebrett
- Küchenmesser
- Pfanne & Topf
- Backblech und Backpapier
- Schüssel
- Löffel / Gabel
- Auflaufform
- Muffinförmchen aus Silikon oder Papier

Tipp: Viele Zutaten lassen sich kombinieren. Wenn dir mal etwas fehlt, kannst du oft einfach improvisieren.

Zutaten clever austauschen – So geht's

Manchmal hast du nicht genau das zu Hause, was im Rezept steht? Kein Problem!

Hier ein paar einfache Austauschideen, mit denen du flexibel bleibst:

Statt ...	Nimm einfach ...
Milch	Pflanzenmilch (z. B. Hafer, Mandel, Kokos)
Joghurt	Quark, Crème fraîche, Skyr, Buttermilch
Weizenmehl	Dinkelmehl, Hafermehl, Mandelmehl
Fleisch	Tofu, Falafel, Veggie-Produkte
Käse	Veganer Streukäse, Mandel-Creme
Öl	Butter, Margarine, Ghee

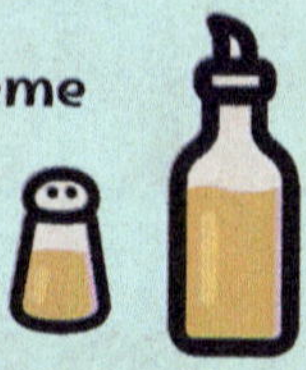

Tipp: Du kannst viele Rezepte so anpassen, dass sie vegetarisch, vegan oder glutenfrei werden – einfach ausprobieren!

So nutzt du dieses Buch – Symbole & Abkürzungen

Damit du dich bei den Rezepten schnell zurechtfindest, arbeiten wir mit Abkürzungen, bei den Angaben der Zutaten.

g	Gramm
ml.	Milliliter
TL	Teelöffel
EL	Esslöffel
Pck.	Packung
½	ein Halb
¼	ein Viertel

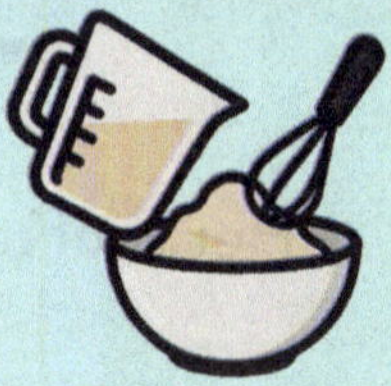

Außerdem findest du in vielen Rezepten kleine Hinweise, wie du das Gericht noch weiter abwandeln kannst – zum Beispiel vegetarisch, würziger oder sogar süßer.

Das "Kapitel Abendessen unter 30 Minuten" ist farblich in drei Abschnitte unterteilt – je nachdem, was du zum Kochen nutzt: Pfanne, Topf oder Ofen.

Zusätzlich findest du bei jedem Rezept ein kleines Symbol, das dir auf einen Blick zeigt, mit welchem Küchengerät du arbeitest. So weißt du sofort, was du brauchst – und kannst direkt loslegen.

Tipp: Du musst nicht alles genau befolgen, z.B. beim Gemüse kannst du immer deine Vorlieben verwenden und nicht das, was im Rezept steht – dieses Buch soll dir vor allem zeigen:

Kochen kann Spaß machen und einfach sein!

Guten Morgen, Küche!

Starker Start & kleine Hungerstiller

Frühstück & Kater-Küche

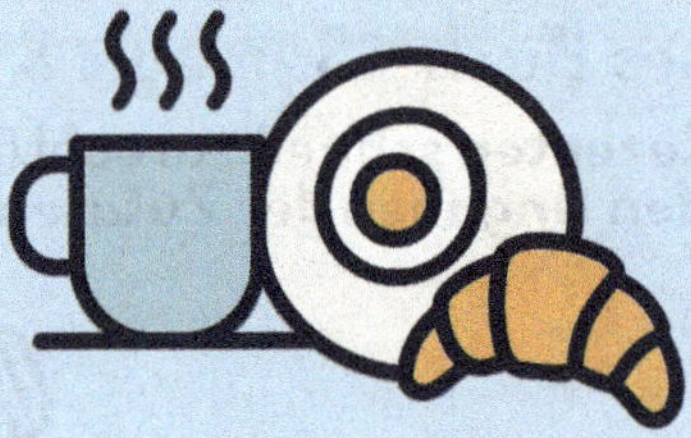

Herzhafter Start in den Tag oder schnelle Hilfe nach der Party

Ob früh aus dem Bett oder spät vom Feiern heim – dieses Frühstück rettet dich. Warm, deftig, sättigend und mit einfachen Zutaten, die du (fast) immer da hast. Ideal für hungrige Morgen, schlechte Laune oder wenn du einfach was Richtiges brauchst.

Bananen-Pancakes

Zutaten:

- 1 reife Banane
- 1 Ei
- 3 EL Mehl
- 1 TL Zimt
- 1 TL Honig (plus extra zum Servieren)

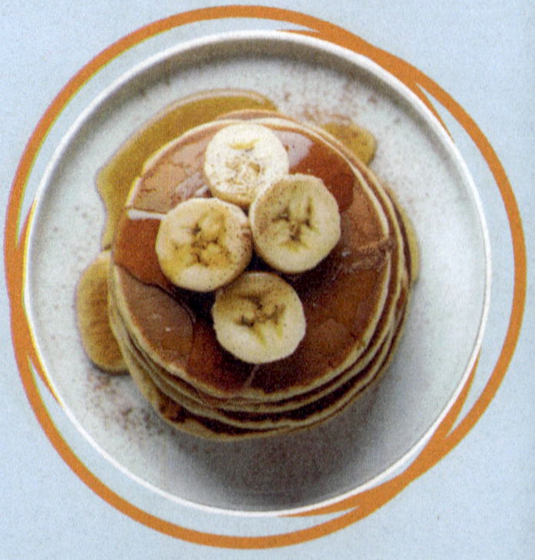

Optional: Vanillezucker, Nüsse, Apfelstücke oder ein Klecks Joghurt

Portionen: 1 **Zubereitung: ca. 10 Min.** **Schwierigkeit: Einfach**

Nährwerte (ca.): Kalorien: 310 kcal, Eiweiß: 9 g, Kohlenhydrate: 42 g, Fett: 11 g, Zucker: 17 g, Ballaststoffe: 3 g

So geht's:

Banane zerdrücken:
Banane in einer Schüssel mit einer Gabel fein zerdrücken, bis ein Brei entsteht.

Teig anrühren:
Ei, Mehl, Zimt und Honig zur Banane geben und gut verrühren. Der Teig darf ruhig etwas dickflüssig sein.

Pfanne vorbereiten:
Eine Pfanne auf mittlerer Stufe erhitzen und leicht einfetten (mit etwas Butter oder Öl).

Pancakes braten:
Mit einem Löffel kleine Teigportionen in die Pfanne geben. Jede Seite ca. 2-3 Minuten braten, bis sie goldbraun sind. Wenden, wenn sich kleine Bläschen zeigen.

Servieren:
Auf einen Teller stapeln, mit etwas extra Honig beträufeln und genießen. Optional: mit Obst oder Nüssen toppen.

Tipp für Anfänger:
Super, um überreife Bananen zu verwerten. Du kannst den Teig auch vorbereiten und im Kühlschrank lagern – dann geht's morgens noch schneller.

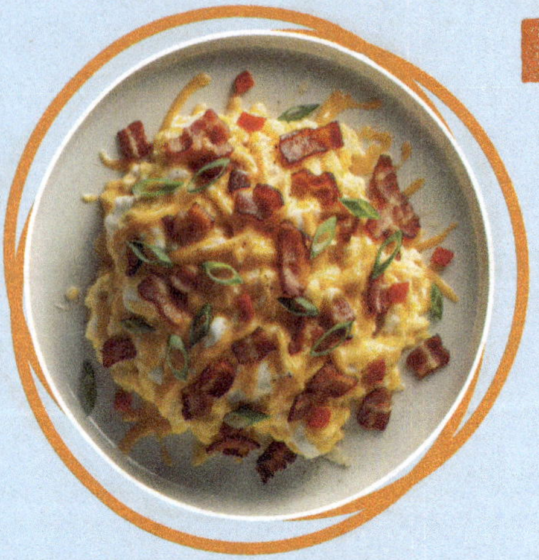

Rührei Deluxe

Zutaten:

- 2 Eier
- 2 Scheiben Bacon
- 1 Handvoll geriebener Käse (z.B. Gouda oder Cheddar)
- 1 EL Milch oder Sahne
- 1 TL Butter oder Öl für die Pfanne

Optional: Paprikastücke, Frühlingszwiebeln, Reste von gestern

Portionen: 1 Zubereitung: ca. 10 Min. Schwierigkeit: Einfach

Nährwerte (ca.): Kalorien: 410 kcal, Eiweiß: 25 g, Kohlenhydrate: 2 g, Fett: 34 g, Zucker: 1 g, Ballaststoffe: 0 g

So geht's:

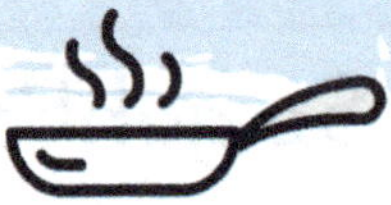

Bacon knusprig braten:
Pfanne auf mittlerer Hitze vorheizen, Bacon reinlegen und ca. 3-4 Minuten pro Seite braten, bis er knusprig ist. Aus der Pfanne nehmen und kurz auf Küchenpapier abtropfen lassen.

Eier verquirlen:
Während der Bacon brät, in einer Schüssel die Eier mit der Milch und einer Prise Salz & Pfeffer verquirlen.

Eier in die Pfanne:
In derselben Pfanne (mit Baconfett oder einem kleinen Klecks Butter) die Ei-Mischung hineingeben. Leicht stocken lassen.

Käse & Bacon rein:
Sobald die Eier langsam fest werden, Käse und klein gerissenen Bacon dazugeben. Mit einem Pfannenwender alles leicht verrühren, bis das Rührei weich und saftig ist.

Anrichten & genießen:
Auf Toast, mit Brötchen oder einfach pur servieren. Kater? Gegessen.

Tipp für Anfänger:
Mach die Pfanne nicht zu heiß – sonst wird dein Rührei trocken. Lieber langsam und cremig braten!

Avocado-Bagel

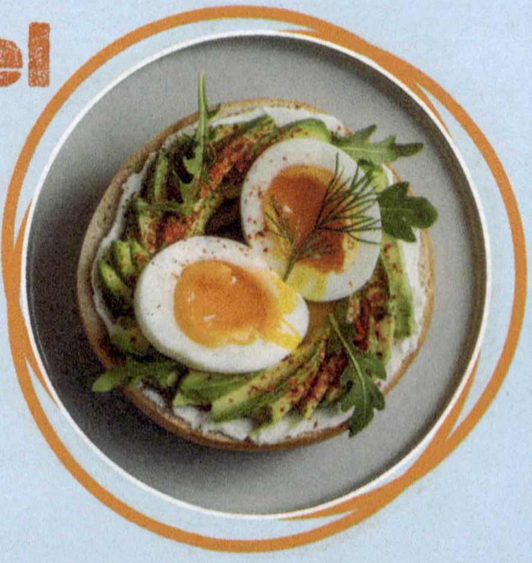

Zutaten:

1 Bagel (frisch oder getoastet)
½ Avocado
1 Ei
1 EL Frischkäse
1 TL Öl oder Butter zum Braten

Optional: Chiliflocken, Zitronensaft, Rucola oder Tomate als Topping

Portionen: 1 Zubereitung: ca. 10 Min. Schwierigkeit: Einfach

Nährwerte (ca.): Kalorien: 440 kcal, Eiweiß: 15 g, Kohlenhydrate: 30 g, Fett: 30 g, Zucker: 3 g, Ballaststoffe: 6 g

So geht's:

Ei kochen:
Das Ei in einem kleinen Topf ca. 7-8 Minuten kochen (für wachsweiches Eigelb). Danach kalt abschrecken und pellen.

Bagel vorbereiten:
Bagel halbieren und toasten. Beide Hälften mit Frischkäse bestreichen.

Avocado zerdrücken:
Avocadohälfte mit einer Gabel zerdrücken und auf dem Frischkäse verteilen. Leicht salzen und nach Wunsch mit Zitronensaft oder Chiliflocken pimpen.

Ei drauf:
Das gekochte Ei schneiden und auf die Avocado legen. Deckel drauf – fertig.

Ab beiß'n!
Perfekt für unterwegs, in der Bib oder auf dem Sofa mit Serienmarathon.

Tipp für Anfänger:
Wenn du's etwas frischer willst: Tomatenscheiben oder Rucola drauf – das macht den Bagel nochmal fancy.

French Toast

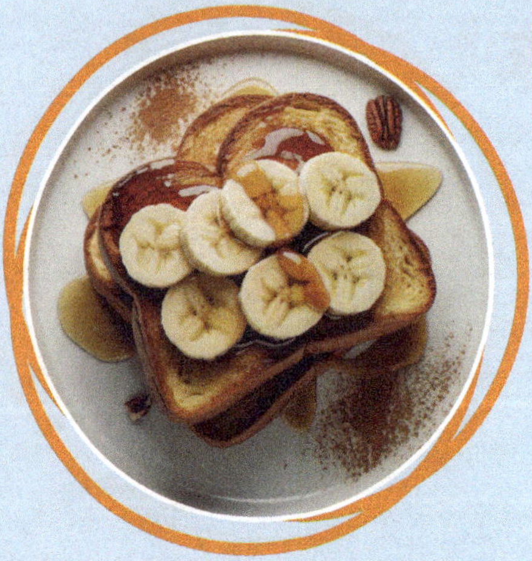

Zutaten:

- 2 Scheiben Toastbrot (gern etwas älter)
- 1 Ei
- 50 ml Milch
- 1 kleine Banane (reif)
- 1 TL Honig (plus etwas extra zum Drüberträufeln)

Optional: Zimt, Vanillezucker oder Nüsse zum Topping

Portionen: 1-2 | Zubereitung: ca. 10 Min. | Schwierigkeit: Sehr Einfach

Nährwerte (ca.): Kalorien: 370 kcal, Eiweiß: 11 g, Kohlenhydrate: 45 g, Fett: 15 g, Zucker: 18 g, Ballaststoffe: 3 g

So geht's:

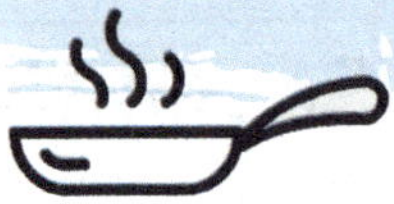

Eimischung vorbereiten:
Ei, Milch und Honig in einer flachen Schüssel mit einer Gabel oder einem Schneebesen gut verquirlen.

Toast einweichen:
Toastscheiben nacheinander kurz in die Mischung legen - von beiden Seiten tränken, aber nicht komplett aufweichen lassen.

Toast braten:
Eine Pfanne auf mittlerer Stufe mit etwas Butter oder Öl erhitzen. Toastscheiben von beiden Seiten goldbraun braten (je ca. 2-3 Minuten).

Banane drauf:
Banane in Scheiben schneiden. Entweder direkt mitbraten oder frisch auf den fertigen Toast legen.

Anrichten:
Toast mit den Bananenscheiben belegen, Honig drüberträufeln - fertig. Optional: Zimt oder gehackte Nüsse on top.

Tipp für Anfänger:
Für knusprigere French Toasts: eine Prise Zimt direkt in die Pfanne streuen, bevor du den Toast reingibst.

Toast-Muffins

Zutaten:

- 4 Scheiben Toastbrot
- 4 Eier
- 4 Scheiben Salami
- 4 TL geriebener Käse
- 1 TL Butter (für die Form)

Optional: Paprika, Frühlingszwiebel, Ketchup, Kräuter

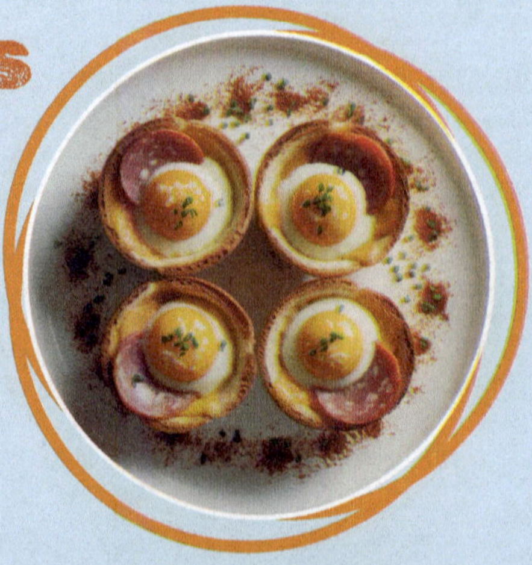

Portionen: 1-2 **Zubereitung: ca. 20 Min.** **Schwierigkeit: Einfach**

Nährwerte (ca.): Kalorien: 120 kcal, Eiweiß: 7 g, Kohlenhydrate: 8 g, Fett: 7 g, Zucker: 0,5 g, Ballaststoffe: 0,5 g

So geht's:

Backofen vorheizen:
Auf 180 °C (Ober-/Unterhitze) oder 160 °C Umluft. Muffinform leicht einfetten.

Toast vorbereiten:
Die Ränder der Toastscheiben abschneiden und die Toastmitte mit einem Nudelholz oder Glas flach drücken. Dann in die Muffinmulden drücken, sodass kleine „Toast-Schälchen" entstehen.

Salami & Käse rein:
In jedes Toast-Schälchen eine Scheibe Salami legen, dann einen Teelöffel Käse daraufstreuen.

Ei reinschlagen:
Je ein Ei vorsichtig in jedes Förmchen geben (Eigelb darf ruhig sichtbar bleiben). Etwas salzen & pfeffern.

Backen:
Ca. 12-15 Minuten backen - je nachdem, ob du dein Eigelb flüssig oder fest magst.

Tipp für Anfänger:
Schmecken auch kalt – also perfekt für unterwegs oder als Meal Prep-Frühstück!

Pfannenbrot mit Käse

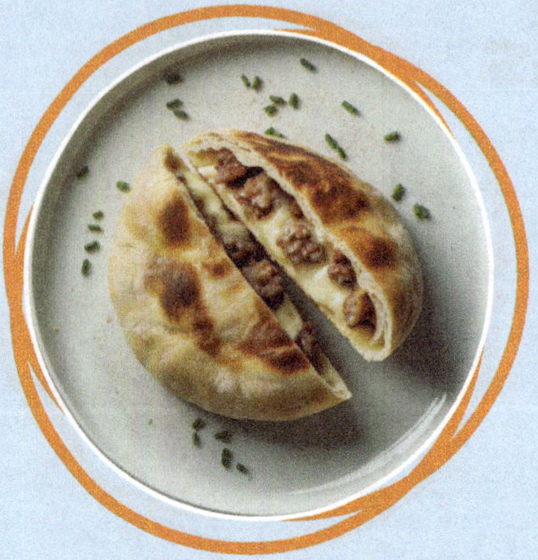

Zutaten:

- 100 g Mehl (z. B. Weizen oder Dinkel)
- 60 ml Wasser
- 1 Prise Salz
- 2 Scheiben Wurst (z. B. Lyoner, Salami, Schinkenwurst)
- 1 Handvoll geriebener Käse

Optional: Frühlingszwiebeln, getrocknete Kräuter, Senf als Dip

Portionen: 1-2 **Zubereitung:** ca. 15 Min. **Schwierigkeit:** Einfach

Nährwerte (ca.): Kalorien: 430 kcal, Eiweiß: 18 g, Kohlenhydrate: 38 g, Fett: 22 g, Zucker: 1 g, Ballaststoffe: 2 g

So geht's:

Teig anrühren:
Mehl, Wasser und Salz in einer Schüssel vermengen und mit einem Löffel oder den Händen zu einem geschmeidigen Teig kneten. Falls er zu klebrig ist, etwas Mehl dazu.

Teig ausrollen:
Den Teig halbieren und zwei dünne Fladen formen (mit Händen oder Nudelholz). Einer davon ist der „Boden", einer der „Deckel".

Füllen:
Auf einen Fladen den Käse und die klein geschnittene Wurst geben. Zweiten Fladen drauflegen und die Ränder etwas andrücken.

Braten:
Etwas Öl in einer Pfanne erhitzen. Das gefüllte Pfannenbrot bei mittlerer Hitze 3-5 Minuten pro Seite braten, bis es goldbraun und der Käse geschmolzen ist.

Aufschneiden & essen:
In Ecken schneiden oder halbieren. Perfekt für ein schnelles Frühstück oder als Resteverwertung.

Tipp für Anfänger:
Funktioniert auch super als Mini-Calzone – einfach mit allem füllen, was wegmuss.

Breakfast-Burrito

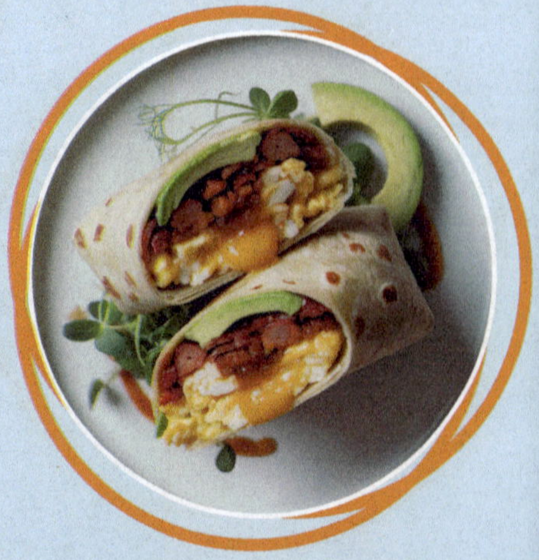

Zutaten:

- 1 großes Weizentortilla
- 2 Eier
- 1 kleine Bratwurst oder 2 Mini-Würstchen
- 1 Handvoll geriebener Käse
- 1 TL Butter oder Öl

Optional: Ketchup, Rucola, Jalapeños oder Avocado als Extra

Portionen: 1 | Zubereitung: ca. 15 Min. | Schwierigkeit: Einfach

Nährwerte (ca.): Kalorien: 480 kcal, Eiweiß: 24 g, Kohlenhydrate: 28 g, Fett: 30 g, Zucker: 1 g, Ballaststoffe: 2 g

So geht's:

Würstchen anbraten:
Würstchen in kleine Stücke schneiden und in etwas Öl oder Butter knusprig anbraten. Aus der Pfanne nehmen und beiseitestellen.

Rührei zubereiten:
In derselben Pfanne die verquirlten Eier (mit etwas Salz & Pfeffer) hineingeben und bei mittlerer Hitze zu Rührei stocken lassen. Kurz vor Ende die Würstchenstücke und den Käse untermischen.

Wrap füllen:
Tortilla auf einen Teller legen, Rührei-Mix mittig darauf verteilen. Optional noch mit Ketchup oder Avocado toppen.

Wrap rollen:
Seiten einklappen, dann von unten nach oben fest einrollen.

Optional: anbraten oder mitnehmen:
Für extra Crunch: Wrap nochmal kurz in die heiße Pfanne geben. Oder direkt einpacken und los.

Tipp für Anfänger:
Der Burrito lässt sich super vorbereiten und am nächsten Tag kalt essen – ideal für den Weg zur Uni oder einen langen Vormittag.

Strammer Max Reloaded

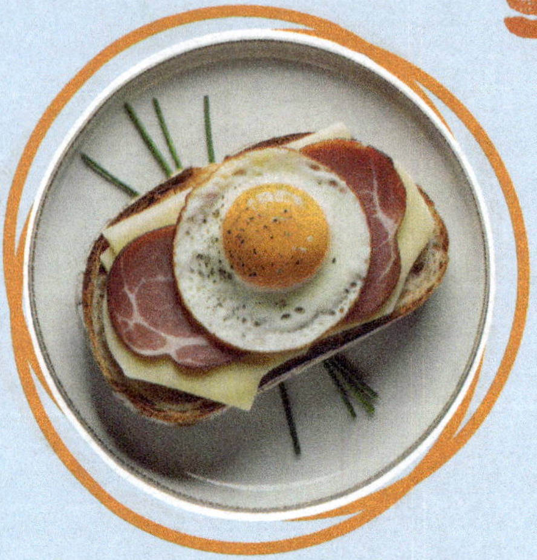

Zutaten:

- 1 große Scheibe Bauernbrot oder Toast
- 1 Ei
- 2 Scheiben Wurst (z. B. Schinken, Salami oder Lyoner)
- 1 Scheibe Käse (z. B. Gouda oder Emmentaler)
- 1 TL Butter oder Öl zum Braten

Optional: Gewürzgurke, Tomatenscheiben, Senf oder Frühlingszwiebeln

Portionen: 1 | Zubereitung: ca. 10 Min. | Schwierigkeit: Einfach

Nährwerte (ca.): Kalorien: 440 kcal, Eiweiß: 23 g, Kohlenhydrate: 20 g, Fett: 30 g, Zucker: 1 g, Ballaststoffe: 2 g

So geht's:

Brot anrösten:
In einer Pfanne mit wenig Butter oder im Toaster/Brotgrill rösten, bis es schön knusprig ist.

Wurst anbraten (optional):
Wer's intensiver mag, brät die Wurst in der Pfanne kurz an – 1 Minute pro Seite reicht.

Ei braten:
Spiegelei in Butter oder Öl anbraten. Je nach Wunsch Eigelb weich oder fest lassen.

Belegen:
Brot mit Käse belegen, dann die warme Wurst, darauf das Spiegelei setzen. Alles leicht zusammendrücken – fertig!

Genießen:
Direkt essen – mit Gabel oder einfach in die Hand. Deftig, einfach, perfekt.

Tipp für Anfänger:
Wenn du's schärfer magst: etwas Senf oder Chilisoße aufs Brot – gibt dem Klassiker mehr Biss.

Frühstücks-Pizza

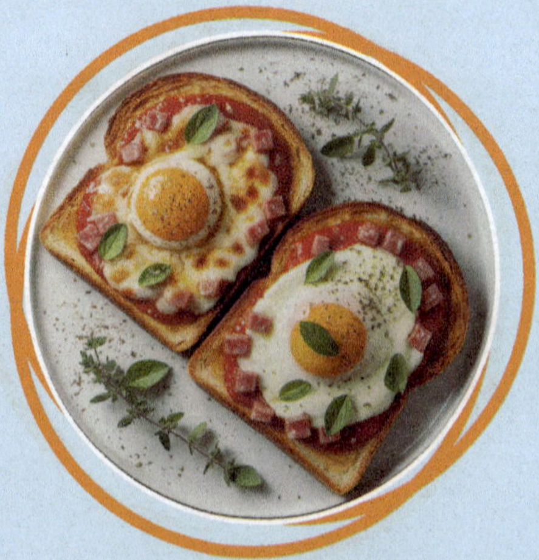

Zutaten:

1-2 Scheiben Toast
1 EL Tomatenmark oder Ketchup
2 Scheiben Schinken oder Salami
1 Handvoll geriebener Käse
1 Ei (optional, für extra Protein)

Optional: Oregano, Paprika, Frühlingszwiebel, Pilze

Portionen: 1 **Zubereitung:** ca. 10 Min. **Schwierigkeit:** Einfach

Nährwerte (ca.): Kalorien: 370 kcal, Eiweiß: 18 g, Kohlenhydrate: 26 g, Fett: 22 g, Zucker: 2 g, Ballaststoffe: 1,5 g

So geht's:

Toast vorbereiten:
Toastscheiben kurz vortoasten (optional), dann mit Tomatenmark oder Ketchup bestreichen.

Belegen:
Schinken klein schneiden und auf dem Toast verteilen. Käse drüberstreuen. Optional ein rohes Ei vorsichtig oben drauf geben (nur wenn du's im Ofen machst - siehe Schritt 4).

Backen oder Mikrowelle:
👉 Backofen: 8-10 Min. bei 200 °C, bis Käse schmilzt und das Ei stockt.
👉 Mikrowelle: 1-2 Minuten bei hoher Stufe (ohne Ei), bis der Käse geschmolzen ist.

Würzen & servieren:
Nach Wunsch mit Oregano, Pfeffer oder Kräutern toppen und warm servieren. Perfekt mit Kaffee oder Cola - je nach Kater-Level.

Tipp für Anfänger:
Wenn du mehrere machst – einfach aufs Blech legen und alle auf einmal im Ofen backen. Ideal für WG-Frühstück oder Brunch mit Freunden.

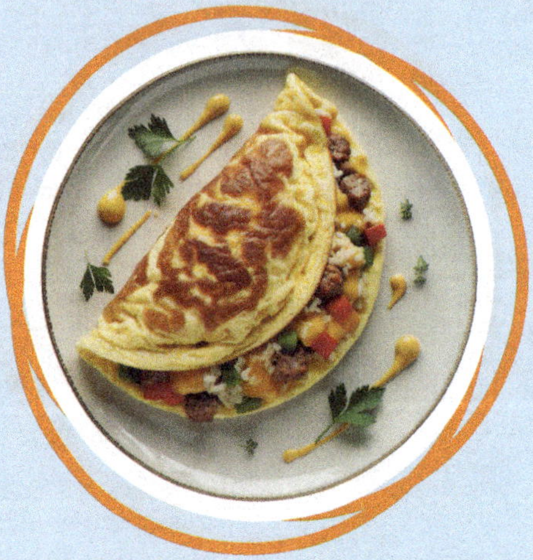

Omelett mit Resten

Zutaten:

- 2 Eier
- 1-2 EL übrig gebliebenes Gemüse oder Fleisch (z. B. Paprika, Wurst, Reis, Hack)
- 1 EL Milch oder Sahne
- 1 Handvoll geriebener Käse
- 1 TL Öl oder Butter

Optional: Zwiebel, Kräuter, Soßenreste - einfach alles, was schmeckt

Portionen: 1 | Zubereitung: ca. 10 Min. | Schwierigkeit: Einfach

Nährwerte (ca.): Kalorien: 350–500 kcal, Eiweiß: 25 g, Kohlenhydrate: 12 g, Fett: 30 g, Zucker: 3 g, Ballaststoffe: 2 g

So geht's:

Eiermischung vorbereiten:
Eier mit Milch, Salz & Pfeffer in einer Schüssel verquirlen. Käse unterrühren.

Reste klein schneiden:
Alles, was du noch hast, klein würfeln oder zupfen (z. B. kaltes Gemüse, Würstchen, Nudeln, Pizza-Rand… ja, auch das geht).

Braten:
Öl in einer Pfanne erhitzen. Die Reste zuerst kurz anbraten (1-2 Minuten), dann die Eimasse drübergeben.

Stocken lassen:
Bei mittlerer Hitze 4-5 Minuten braten, bis das Omelett fast durch ist. Optional einmal umklappen oder ganz durchbraten - wie du's magst.

Servieren:
Direkt aus der Pfanne oder aufs Brot legen. Dazu: Ketchup, BBQ-Soße oder einfach pur.

Tipp für Anfänger:
Funktioniert auch super in der Lunchbox – also morgens machen, mittags kalt essen. Oder abends, wenn das Geld alle ist.

Overnight Oats

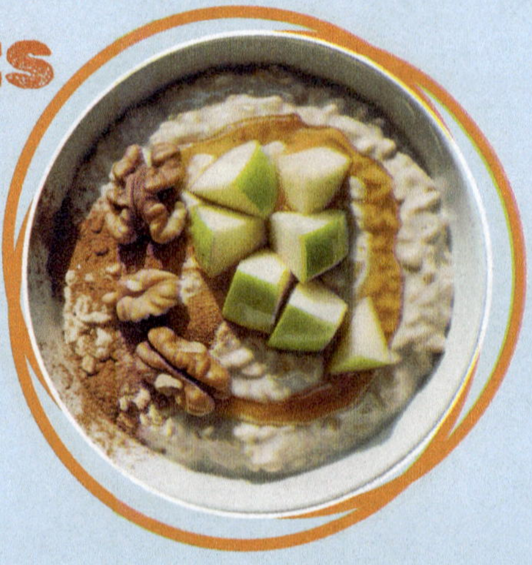

Zutaten:

4 EL Haferflocken
100 ml Milch (oder Pflanzendrink)
½ Apfel (gewürfelt oder gerieben)
1 TL Honig oder Ahornsirup
½ TL Zimt

Optional: Nüsse, Rosinen, Chiasamen, Joghurt, Erdnussbutter

Portionen: 1 | Zubereitung: ca. 5 Min. | Schwierigkeit: Sehr Einfach

Nährwerte (ca.): Kalorien: 280 kcal, Eiweiß: 6 g, Kohlenhydrate: 38 g, Fett: 10 g, Zucker: 12 g, Ballaststoffe: 5 g

So geht's:

Alles mischen:
In einem Glas oder einer Schüssel Haferflocken, Milch, Apfel, Zimt und Honig gut vermengen.

Ziehen lassen:
Abdecken und über Nacht in den Kühlschrank stellen (mindestens 4 Stunden).

Morgens genießen:
Direkt kalt essen oder kurz in der Mikrowelle anwärmen. Optional noch mit Apfelstücken oder Nüssen toppen.

Tipp für Anfänger:
Wenn du's cremiger willst, am Morgen noch einen Löffel Joghurt unterrühren – oder einen Schuss Apfelsaft für mehr Frische.

Joghurt-Bowl mit Erdbeeren

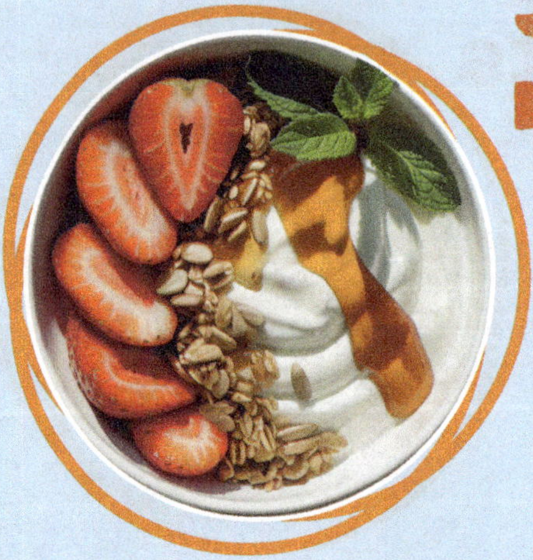

Zutaten:

- 150 g Joghurt (z. B. griechischer Joghurt)
- 5–6 frische Erdbeeren
- 1 TL Honig oder Ahornsirup
- 1 EL Haferflocken oder Müsli
- 1 TL Sonnenblumenkerne oder gehackte Nüsse

Optional: Minze, Chiasamen, Kokosflocken oder Vanille

Portionen: 1 **Zubereitung:** ca. 5 Min. **Schwierigkeit:** Sehr Einfach

Nährwerte (ca.): Kalorien: 320 kcal, Eiweiß: 12 g, Kohlenhydrate: 28 g, Fett: 16 g, Zucker: 14 g, Ballaststoffe: 3 g

So geht's:

Erdbeeren vorbereiten:
Erdbeeren waschen, vom Strunk befreien und in kleine Stücke schneiden.

Joghurt anrichten:
Joghurt in eine Schale geben und mit dem Honig verrühren.

Toppings verteilen:
Erdbeerstücke, Haferflocken und Kerne oder Nüsse auf dem Joghurt verteilen.

Optional verfeinern:
Mit Minze, Kokosflocken oder einem Hauch Vanille abrunden – ganz nach Geschmack.

Löffeln & genießen:
Direkt essen oder in einem Schraubglas als To-go-Frühstück schichten.

Tipp für Anfänger:
Im Sommer schmeckt die Bowl besonders gut, wenn du die Erdbeeren vorher leicht anfrieren lässt – wie ein Mini-Smoothie-Bowl-Effekt.

Frühstücks-Croissant

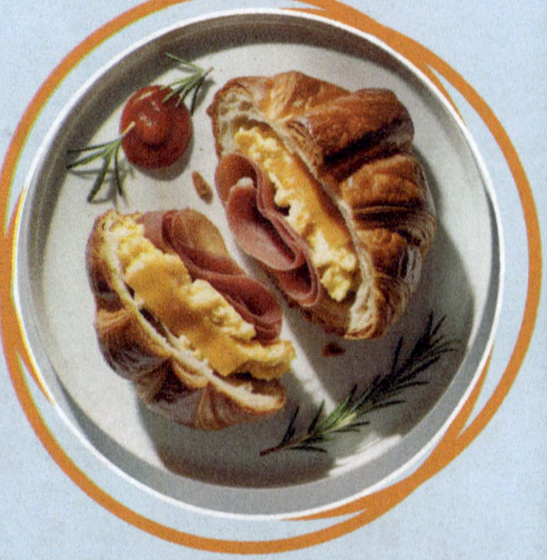

Zutaten:

- 1 Croissant (frisch oder aufgebacken)
- 1 Ei
- 1 Scheibe Kochschinken oder Salami
- 1 Scheibe Käse
- 1 TL Butter

Optional: Senf, Rucola, Frühlingszwiebel, Ketchup

Portionen: 1 **Zubereitung: ca. 10 Min.** **Schwierigkeit: Einfach**

Nährwerte (ca.): Kalorien: 460 kcal, Eiweiß: 22 g, Kohlenhydrate: 25 g, Fett: 31 g, Zucker: 2 g, Ballaststoffe: 1,5 g

So geht's:

Croissant vorbereiten:
Croissant längs aufschneiden (nicht ganz durch) und kurz im Ofen oder Toaster aufbacken, damit es außen leicht knusprig wird.

Rührei machen:
Ei in einer kleinen Schüssel verquirlen, mit Salz und Pfeffer würzen. Butter in einer Pfanne erhitzen, Ei hineingeben und bei mittlerer Hitze unter Rühren stocken lassen, bis es weich und fluffig ist.

Belegen:
Das warme Croissant mit Schinken und Käse belegen, das noch heiße Rührei daraufgeben, sodass der Käse leicht anschmilzt.

Optional verfeinern:
Wer mag, gibt noch frische Kräuter, etwas Senf oder Frischkäse unter die Füllung.

Servieren oder mitnehmen:
Croissant zuklappen, leicht andrücken und direkt servieren – oder in Butterbrotpapier einwickeln und mitnehmen.

Tipp für Anfänger:
Geht auch easy mit Spiegelei – dann lässt sich das Croissant noch besser zuklappen und to go mitnehmen.

Wenn der Magen knurrt …

Fix & fertig fürs Lunchpaket

Lunch to Go & für zwischendurch

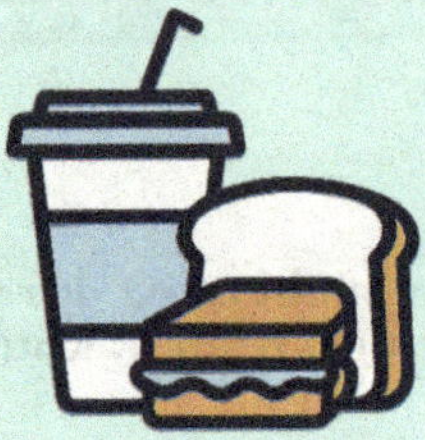

Einfach vorzubereiten, ideal für Uni, Arbeit oder unterwegs.

Ob in der Bib, zwischen Vorlesung und Nebenjob oder einfach, weil du keine Lust auf teures Essen unterwegs hast – hier findest du 12 Rezepte, die sich super vorbereiten, einpacken und überall essen lassen.

Wenig Aufwand, gute Zutaten – und endlich mal kein langweiliges Käsebrot.

Wrap mit Hähnchen

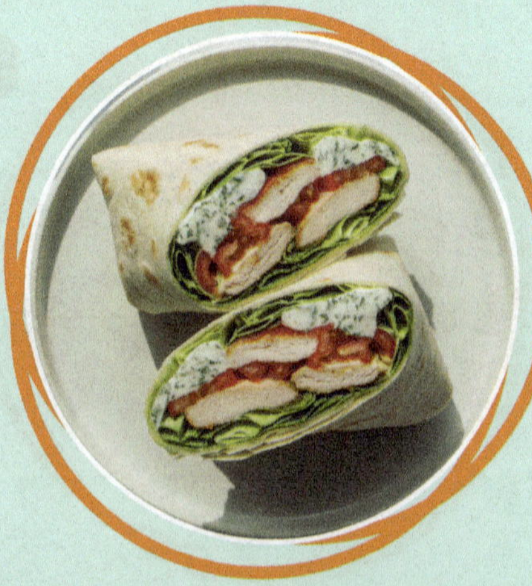

Zutaten:

- 1 großer Weizentortilla
- 2–3 EL Frischkäse (natur oder Kräuter)
- 1 kleines Hähnchenbrustfilet (ca. 100 g)
- 1 Handvoll Salat (z. B. Eisberg oder Rucola)
- 2 Scheiben Tomate oder Gurke

Optional: BBQ-Soße, Paprika, Mais, Käse oder Kräuter

Portionen: 1 **Zubereitung:** ca. 10 Min. **Schwierigkeit:** Einfach

Nährwerte (ca.): Kalorien: 430 kcal, Eiweiß: 30 g, Kohlenhydrate: 28 g, Fett: 20 g, Zucker: 2 g, Ballaststoffe: 3 g

So geht's:

Hähnchen zubereiten:
Hähnchenbrust in dünne Streifen schneiden. In einer Pfanne mit etwas Öl bei mittlerer Hitze 4–5 Minuten braten, bis es durch ist. Mit Salz, Pfeffer und etwas Paprikapulver würzen. → Alternativ: In Wasser mit etwas Gemüsebrühe leicht köcheln lassen – fettarm & saftig.

Tortilla vorbereiten:
Fladen kurz in der Pfanne oder Mikrowelle erwärmen, damit er weich und rollbar ist.

Frischkäse aufstreichen:
Den Frischkäse gleichmäßig auf dem ganzen Fladen verteilen – bis zum Rand.

Füllen:
Hähnchen, Salat und Tomaten- oder Gurkenscheiben mittig auf dem unteren Drittel verteilen. Nach Wunsch verfeinern.

Wickeln:
Seiten leicht einklappen, dann von unten nach oben fest einrollen.

Mitnehmen oder direkt essen:
In Frischhaltefolie oder Butterbrotpapier einwickeln – perfekt für unterwegs.

Tipp für Anfänger:
Kein Hähnchen da? Dann einfach Hähnchenaufschnitt, Tunfisch oder übrig gebliebenes Fleisch verwenden.

Club-Sandwich

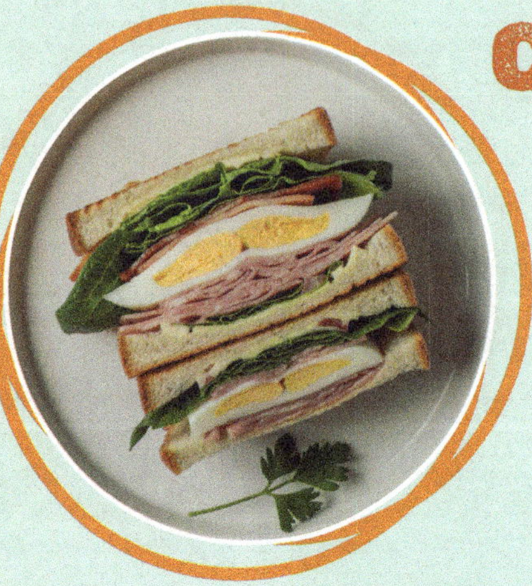

Zutaten:

2–3 Scheiben Toastbrot
1 Ei
1–2 Scheiben Kochschinken
1 Blatt Salat (z. B. Eisberg oder Kopfsalat)
1 EL Frischkäse oder Sandwich-Creme

Optional: Tomate, Senf, Käse, Bacon, Röstzwiebeln

Portionen: 1 Zubereitung: ca. 10 Min. Schwierigkeit: Einfach

Nährwerte (ca.): Kalorien: 430 kcal, Eiweiß: 22 g, Kohlenhydrate: 34 g, Fett: 22 g, Zucker: 2 g, Ballaststoffe: 3 g

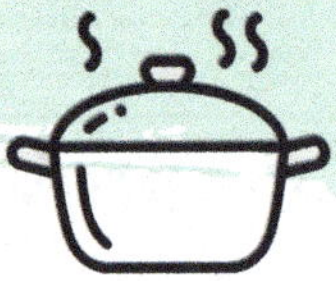

So geht's:

Ei kochen:
Ei ca. 8 Minuten hart kochen, kalt abschrecken und in Scheiben schneiden.

Toast rösten:
Toastscheiben leicht toasten – das macht das Sandwich stabiler & aromatischer.

Bestreichen & belegen:
Erste Scheibe mit Frischkäse bestreichen, mit Schinken, Eier und Salat belegen. Zweite Scheibe ebenfalls bestreichen und drauflegen.

Dritte Scheibe drauf (optional):
Für den „Club-Sandwich-Look" noch eine dritte Toastscheibe obendrauf – oder einfach als Doppeldecker lassen.

Verpacken:
Halbieren oder diagonal schneiden. In Frischhaltefolie, Butterbrotpapier oder Box einpacken – fertig zum Mitnehmen.

Tipp für Anfänger:
Wenn du's am Vortag vorbereitest: Eierscheiben trocken tupfen und Frischkäse nicht zu dick auftragen – so bleibt das Brot schön stabil.

Blätterteig-Pizza

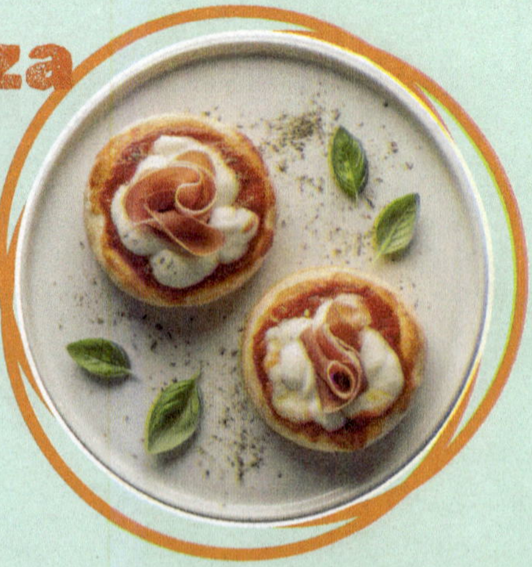

Zutaten:

- 1 Rolle Blätterteig (Kühlregal, rechteckig)
- 2 EL Tomatenmark oder passierte Tomaten
- 4 Scheiben Salami oder Schinken
- 2 Handvoll geriebener Käse
- 1 TL Oregano oder italienische Kräuter

Optional: Paprika, Zwiebel, Oliven,

Portionen: 2 | Zubereitung: ca. 20 Min. | Schwierigkeit: Einfach

Nährwerte (ca.): Kalorien: 270 kcal, Eiweiß: 9 g, Kohlenhydrate: 20 g, Fett: 18 g, Zucker: 1 g, Ballaststoffe: 1 g

So geht's:

Ofen vorheizen:
Auf 200 °C (Ober-/Unterhitze) oder 180 °C Umluft.

Blätterteig schneiden & belegen:
Blätterteig in 4 Rechtecke schneiden. Jeweils mit Tomatenmark bestreichen, mit Schinken und Käse belegen, mit Kräutern würzen.

Backen:
Auf ein Backblech mit Backpapier legen und ca. 12-15 Minuten backen, bis sie goldbraun und knusprig sind.

Abkühlen & einpacken:
Schmecken warm und kalt! Nach dem Auskühlen in Folie oder Box packen - fertig für unterwegs.

Tipp für Anfänger:
Funktioniert auch super als „Restepizza“ – einfach belegen, was wegmuss. Du kannst die Teigstücke auch zu „Taschen“ zusammenklappen.

Frikadellen-Laugenbrötchen

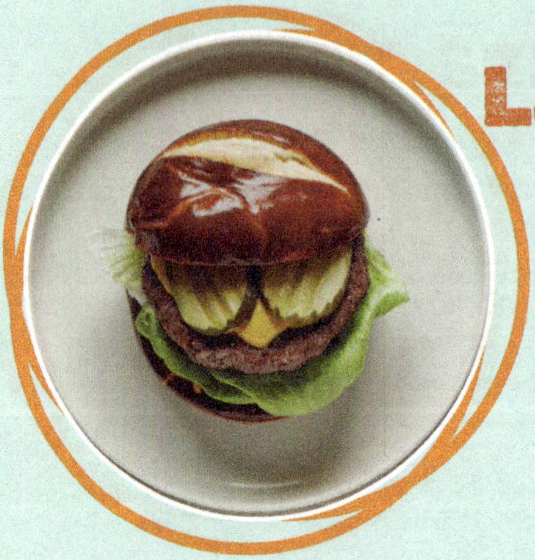

Zutaten:

1 Laugenbrötchen
100 g gemischtes Hackfleisch
1 TL Senf (mittelscharf oder süß)
2-3 Scheiben Gewürzgurke
1 Blatt Salat (z. B. Eisberg oder Rucola)

Optional: Gewürze, Zwiebel, Tomate, Käse, Ketchup

Portionen: 1 **Zubereitung:** ca. 15 Min. **Schwierigkeit:** Einfach

Nährwerte (ca.): Kalorien: 470 kcal, Eiweiß: 26 g, Kohlenhydrate: 27 g, Fett: 28 g, Zucker: 2 g, Ballaststoffe: 2 g

So geht's:

Frikadelle formen & braten:
Hackfleisch mit Salz, Pfeffer und - wenn du magst - etwas Paprika oder Senf würzen.

Zu einer flachen Frikadelle formen und in einer Pfanne mit etwas Öl bei mittlerer Hitze ca. 4-5 Minuten pro Seite braten, bis sie durch und leicht gebräunt ist.

Brötchen vorbereiten:
Laugenbrötchen aufschneiden. Wer's warm mag: kurz aufbacken oder toasten.

Belegen:
Untere Brötchenhälfte mit Senf bestreichen. Frikadelle drauflegen, mit Gurkenscheiben und Salat belegen.

Deckel drauf & einpacken:
Oberhälfte auflegen, leicht andrücken und ab damit in die Box oder in Butterbrotpapier - ideal für unterwegs.

Tipp für Anfänger:
Mach gleich 2–3 Frikadellen auf Vorrat – im Kühlschrank halten sie sich gut 2 Tage und du sparst dir das nächste Mittagessen.

Wrap-Sushi mit Frischkäse

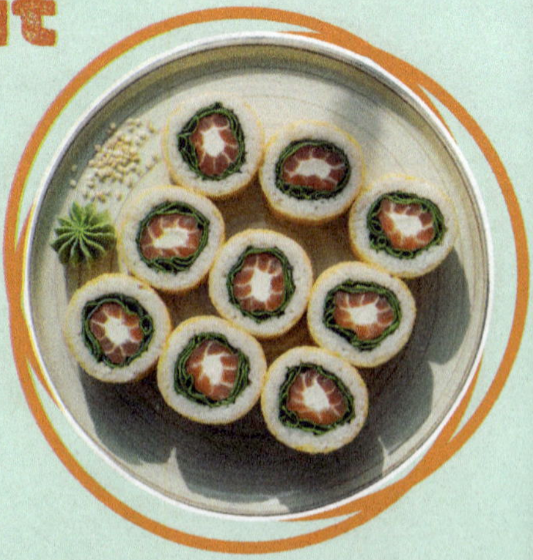

Zutaten:

1 großer Weizentortilla
2 EL Frischkäse (z. B. natur oder Meerrettich-Frischkäse)
2–3 Scheiben Räucherlachs
1 Handvoll Rucola oder Babyspinat
1 TL Zitronensaft

Optional: Gurke in Streifen, Avocado, Meerrettich, Dill

Portionen: 1-2 Zubereitung: ca. 7 Min. Schwierigkeit: Einfach

Nährwerte (ca.): Kalorien: 370 kcal, Eiweiß: 22 g, Kohlenhydrate: 24 g, Fett: 20 g, Zucker: 1 g, Ballaststoffe: 2 g

So geht's:

Tortilla vorbereiten:
Falls der Fladen steif ist, kurz in der Mikrowelle oder Pfanne erwärmen, damit er sich gut rollen lässt.

Bestreichen:
Frischkäse gleichmäßig bis zum Rand auf dem gesamten Fladen verteilen.

Belegen:
Räucherlachs flach auflegen, dann mit Rucola oder Spinat bestreuen. Ein paar Spritzer Zitronensaft drübergeben.

Aufrollen & schneiden:
Fest von einer Seite her einrollen, dann mit einem scharfen Messer in 2-3 cm breite Scheiben schneiden – wie Sushi.

Verpacken:
In einer flachen Box mit etwas Abstand lagern – perfekt für unterwegs oder als Snack zwischendurch.

Tipp für Anfänger:
Statt Lachs funktioniert das auch mit Schinken oder Hähnchenbrust – und wer's vegetarisch will, nimmt Avocado & Gurke mit Zitronenfrischkäse.

Thunfisch-Sandwich

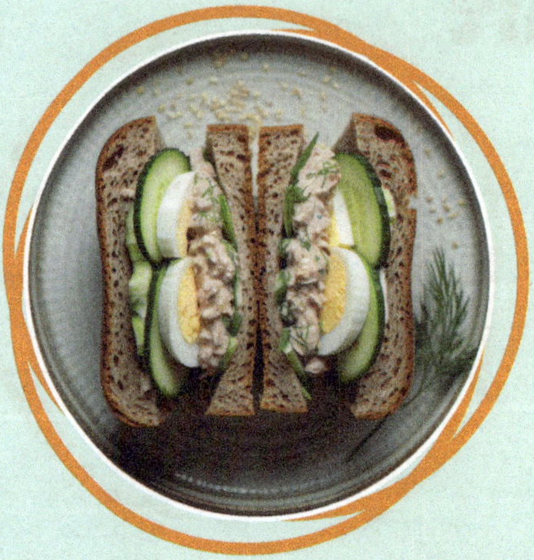

Zutaten:

2 Scheiben Vollkornbrot oder Sandwichbrot
½ Dose Thunfisch (in Wasser oder Öl, gut abgetropft)
1 gekochtes Ei
3–4 Gurkenscheiben
1 EL Frischkäse oder Naturjoghurt

Optional: Zitronensaft, Pfeffer, Paprikapulver, Zwiebelwürfel

Portionen: 1 **Zubereitung:** ca. 10 Min. **Schwierigkeit:** Einfach

Nährwerte (ca.): Kalorien: 390 kcal, Eiweiß: 32 g, Kohlenhydrate: 22 g, Fett: 18 g, Zucker: 1 g, Ballaststoffe: 4 g

So geht's:

Ei kochen:
Ei ca. 8 Minuten hart kochen, abkühlen lassen und in Scheiben schneiden.

Thunfisch-Creme mischen:
Thunfisch mit Frischkäse oder Joghurt in einer kleinen Schüssel vermengen, mit Salz, Pfeffer und optional etwas Zitronensaft abschmecken.

Sandwich bauen:
Eine Brotscheibe mit der Thunfischmasse bestreichen. Gurken- und Eierscheiben darauf verteilen.

Deckel drauf & einpacken:
Zweite Scheibe Brot oben drauf, leicht andrücken und diagonal halbieren. In Butterbrotpapier oder eine Box packen.

Tipp für Anfänger:
Noch leichter wird's mit Magerquark statt Frischkäse – und statt Brot kannst du das Ganze auch in einen Wrap rollen.

Baguette mit Avocado

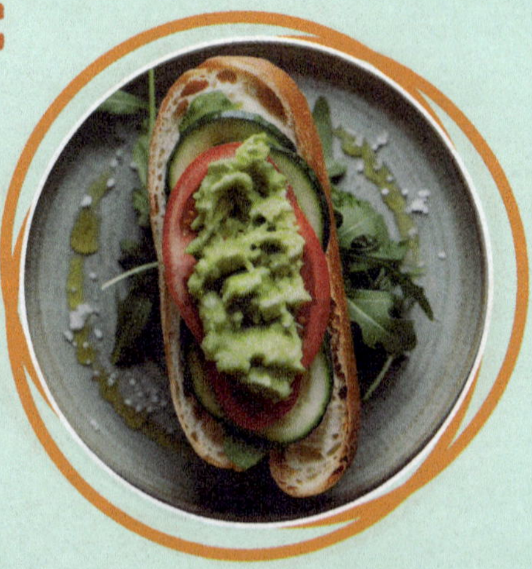

Zutaten:

- 1 kleines Baguette (hell oder Vollkorn)
- ½ reife Avocado
- 2–3 Scheiben Tomate
- 2–3 Gurkenscheiben
- 1 Handvoll Rucola oder Babyspinat

Optional: Frischkäse, Zitronensaft, Kresse, Paprikastreifen

Portionen: 1 Zubereitung: ca. 10 Min. Schwierigkeit: Einfach

Nährwerte (ca.): Kalorien: 390 kcal, Eiweiß: 7 g, Kohlenhydrate: 36 g, Fett: 22 g, Zucker: 2 g, Ballaststoffe: 6 g

So geht's:

Avocado vorbereiten:
Fruchtfleisch mit einer Gabel zerdrücken. Wer mag, würzt mit Salz, Pfeffer und ein paar Tropfen Zitronensaft.

Baguette vorbereiten:
Baguette längs aufschneiden, ggf. kurz aufbacken oder toasten (für mehr Knusper).

Bestreichen & belegen:
Eine Seite mit der Avocadocreme bestreichen, dann mit Tomate, Gurke und Rucola belegen.

Deckel drauf & andrücken:
Zweite Hälfte drauflegen, leicht andrücken. In Butterbrotpapier oder eine Box packen.

Tipp für Anfänger:
Ideal für Meal Prep! Wickel das belegte Baguette in Butterbrotpapier oder ein Wachstuch – es bleibt frisch & wird nicht matschig.

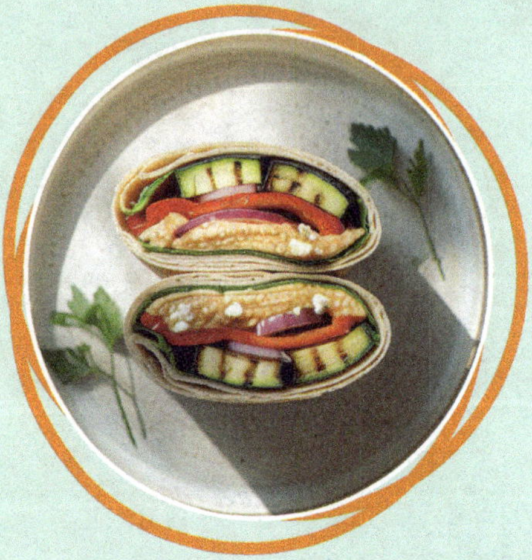

Wrap mit Gemüse

Zutaten:

1 großer Weizentortilla
3–4 EL Hummus (z. B. natur oder Paprika)
½ Zucchini
½ Paprika
½ Zwiebel

Optional: Feta, Rucola, Knoblauch, Kräuter

Portionen: 1 | Zubereitung: ca. 15 Min. | Schwierigkeit: Einfach

Nährwerte (ca.): Kalorien: 390 kcal, Eiweiß: 10 g, Kohlenhydrate: 28 g, Fett: 22 g, Zucker: 5 g, Ballaststoffe: 6 g

So geht's:

Gemüse anbraten:
Zucchini, Paprika und Zwiebel in Streifen schneiden. In einer Pfanne mit etwas Öl 5-7 Minuten bei mittlerer Hitze braten, bis das Gemüse weich und leicht gebräunt ist. Nach Geschmack salzen & pfeffern.

Tortilla vorbereiten:
Den Wrap kurz in der Pfanne oder Mikrowelle erwärmen, damit er weich und gut rollbar ist.

Hummus aufstreichen:
Hummus großzügig auf dem gesamten Fladen verteilen – das sorgt für Geschmack und hält alles zusammen.

Füllen & rollen:
Das gebratene Gemüse mittig auf dem unteren Drittel verteilen. Wer mag, kann noch etwas Feta oder Rucola dazugeben. Dann Seiten einklappen und eng aufrollen.

Einpacken:
In Backpapier oder eine Frischhaltedose legen – ideal für Uni, Büro oder als Picknick-Snack.

Tipp für Anfänger:
Du kannst das Gemüse auch abends vorbereiten und den Wrap morgens nur noch füllen – hält sich im Kühlschrank gut 1–2 Tage.

Pesto-Baguette mit Ei

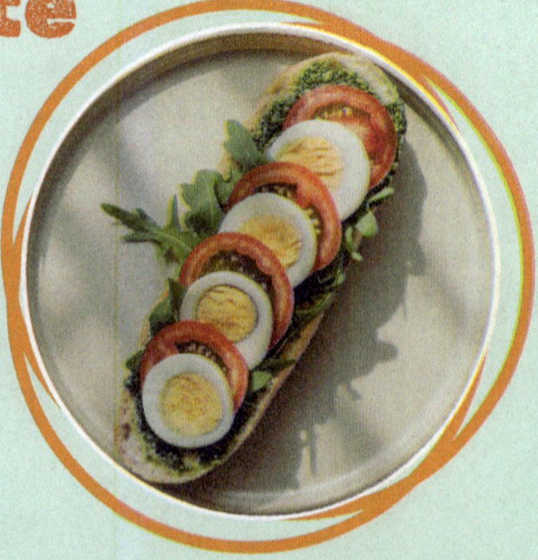

Zutaten:

1 kleines Baguette (hell oder Vollkorn)
1 hart gekochtes Ei
1 EL grünes Pesto (z. B. Basilikum)
1 Handvoll Rucola
2-3 Scheiben Tomate

Optional: Mozzarella, Parmesan, schwarzer Pfeffer, getrocknete Tomaten

Portionen: 1 | Zubereitung: ca. 10 Min. | Schwierigkeit: Einfach

Nährwerte (ca.): Kalorien: 400 kcal, Eiweiß: 13 g, Kohlenhydrate: 33 g, Fett: 22 g, Zucker: 2 g, Ballaststoffe: 4 g

So geht's:

Ei kochen:
Ei ca. 8 Minuten hart kochen, abschrecken, schälen und in Scheiben schneiden.

Baguette vorbereiten:
Längs aufschneiden und bei Bedarf leicht toasten oder aufbacken - das gibt extra Crunch.

Pesto & Belag:
Untere Hälfte mit Pesto bestreichen. Mit Rucola, Tomatenscheiben und Eierscheiben belegen.

Zusammenklappen & einpacken:
Oberhälfte drauf, leicht andrücken. In Butterbrotpapier oder eine Lunchbox packen - hält sich super auch nach ein paar Stunden.

Tipp für Anfänger:
Statt grünem Pesto passt auch Tomatenpesto perfekt. Wer's würziger mag, gibt noch ein paar Spritzer Zitronensaft oder frischen Pfeffer dazu.

Croissant-Sandwich

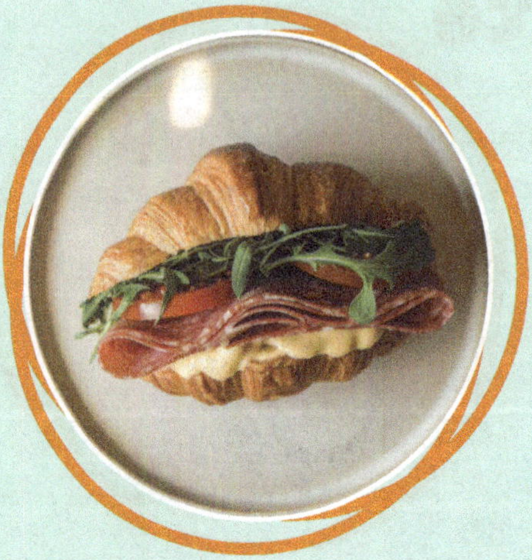

Zutaten:

1 Croissant (frisch oder aufgebacken)
2-3 Scheiben Salami
1 EL Frischkäse oder Senf
1 Handvoll Rucola
2 Scheiben Tomate

Optional: Scheibe Käse, gekochtes Ei, getrocknete Tomaten

Portionen: 1 | Zubereitung: ca. 7 Min. | Schwierigkeit: Einfach

Nährwerte (ca.): Kalorien: 420 kcal, Eiweiß: 13 g, Kohlenhydrate: 27 g, Fett: 28 g, Zucker: 2 g, Ballaststoffe: 2 g

So geht's:

Croissant vorbereiten:
Croissant längs aufschneiden - wer's warm mag, kann es kurz im Ofen oder Toaster leicht aufbacken (nicht zu knusprig, sonst bricht's beim Essen).

Bestreichen:
Untere Hälfte mit Frischkäse oder Senf bestreichen - sorgt für Geschmack und hält alles zusammen.

Belegen:
Mit Salami, Tomatenscheiben und Rucola belegen. Leicht salzen & pfeffern, wenn du magst.

Zusammenklappen & einpacken:
Deckel drauf, leicht andrücken. In Butterbrotpapier oder eine Box packen - ready to go!

Tipp für Anfänger:
Noch sättigender wird's mit einem gekochten Ei oder einer Scheibe Käse extra – ideal als Wochenend-Luxus-Snack oder stressfreies Uni-Frühstück.

Fladenbrot mit Würstchen

Zutaten:

1 Fladenbrot
1 Würstchen (z. B. Geflügel- oder Rindswurst)
2-3 Scheiben Essiggurke
1 kleine Tomate (in Scheiben oder Würfeln)
2 EL zerbröselter Feta

Optional: Joghurt-Kräuter-Soße, Zwiebeln, Rucola, scharfe Soße

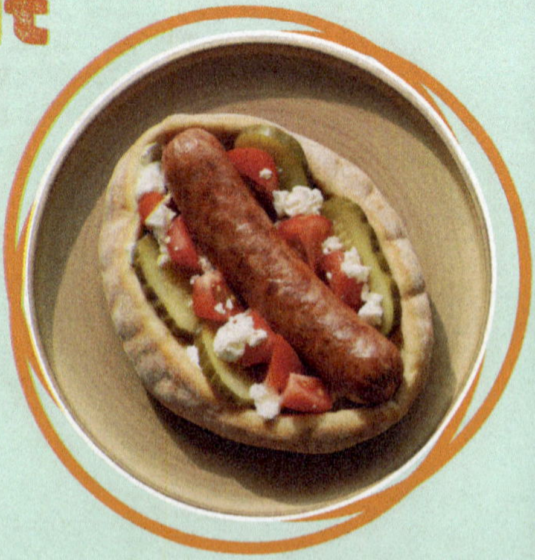

Portionen: 1 Zubereitung: ca. 12 Min. Schwierigkeit: Einfach

Nährwerte (ca.): Kalorien: 420 kcal, Eiweiß: 17 g, Kohlenhydrate: 28 g, Fett: 26 g, Zucker: 3 g, Ballaststoffe: 2 g

So geht's:

Würstchen zubereiten:
In der Pfanne mit etwas Öl oder in heißem Wasser erhitzen, bis es durchgewärmt ist. Optional leicht anrösten für mehr Geschmack.

Pita aufschneiden:
Pita-Brot an einer Seite einschneiden, sodass eine Tasche entsteht. Wer's warm & weich mag, kurz im Ofen oder Toaster aufwärmen.

Füllen:
Erst etwas Feta hineingeben, dann das heiße Würstchen reinlegen. Tomatenstücke und Essiggurke darüber geben.

Optional toppen:
Mit Joghurtdressing, Rucola oder Zwiebeln verfeinern - oder einfach pur genießen.

Verpacken:
In Butterbrotpapier wickeln oder in eine Box geben - perfekt für unterwegs oder als schneller Snack zu Hause.

Tipp für Anfänger:
Die Kombi Feta + Essiggurke sorgt für Würze & Frische – du kannst das Ganze auch vegetarisch machen mit Grillgemüse oder Veggie-Würstchen.

Wrap mit Fischstäbchen

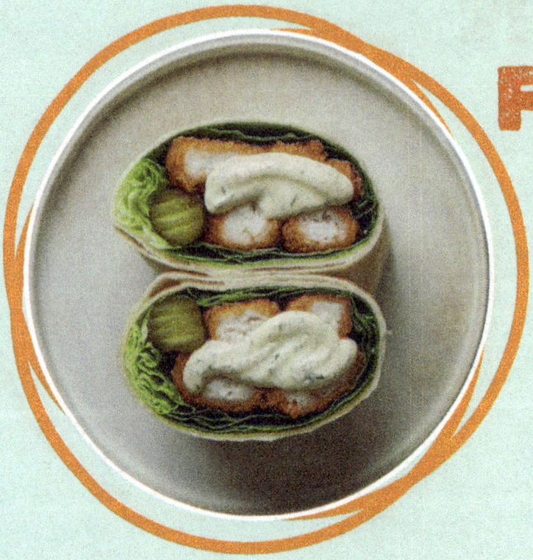

Zutaten:

- 1 großer Wrap (z. B. Weizen oder Vollkorn)
- 3 Fischstäbchen
- 1 EL Remoulade (oder Joghurt-Dill-Soße)
- 2-3 Scheiben Essiggurke
- 1 Handvoll Eisbergsalat

Optional: Zitrone, rote Zwiebel, Kresse oder frischer Dill

Portionen: 1 Zubereitung: ca. 15 Min. Schwierigkeit: Einfach

Nährwerte (ca.): Kalorien: 460 kcal, Eiweiß: 19 g, Kohlenhydrate: 34 g, Fett: 25 g, Zucker: 2 g, Ballaststoffe: 3 g

So geht's:

Fischstäbchen zubereiten:
In etwas Öl in der Pfanne ca. 6-8 Minuten goldbraun braten oder im Backofen/Airfryer nach Packungsanleitung knusprig backen.

Wrap vorbereiten:
Wrap kurz in der Pfanne oder Mikrowelle erwärmen - so lässt er sich besser rollen.

Soße verteilen:
Remoulade mittig auf dem Wrap verstreichen. Wer mag, gibt zusätzlich ein paar Spritzer Zitrone dazu.

Füllen:
Salat und Essiggurkenscheiben auf der Soße verteilen. Fischstäbchen mittig darauflegen.

Wrap einrollen:
Seiten einklappen, dann fest aufrollen. Halbieren oder ganz lassen - ab in die Lunchbox!

Tipp für Anfänger:
Auch super geeignet für Reste – du kannst mehrere Fiscahstäbchen vorbereiten und am nächsten Tag als Wrap oder Sandwich verwenden.

Pita mit Feta, Tomate & Oliven

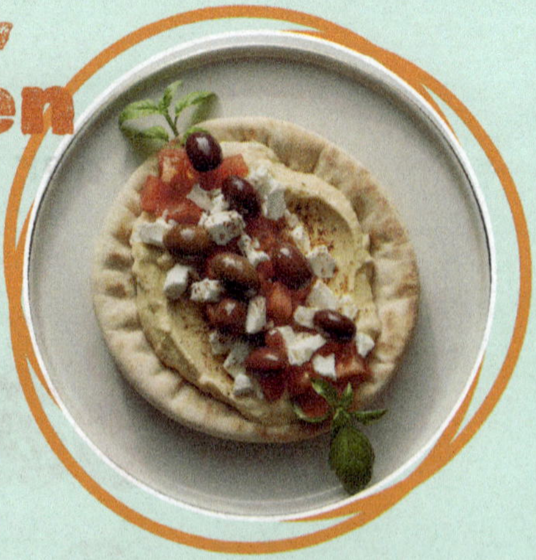

Zutaten:

- 1 Pita-Brot
- 2 EL zerbröselter Feta
- 1 kleine Tomate (in Würfeln oder Scheiben)
- 4-5 schwarze Oliven (entsteint & in Ringe geschnitten)
- 1 EL Joghurt oder Hummus als Basis

Optional: Rucola, frischer Basilikum, Zwiebel, Oregano, Olivenöl

Portionen: 1 | Zubereitung: ca. 10 Min. | Schwierigkeit: Einfach

Nährwerte (ca.): Kalorien: 390 kcal, Eiweiß: 13 g, Kohlenhydrate: 30 g, Fett: 22 g, Zucker: 3 g, Ballaststoffe: 3 g

So geht's:

Pita vorbereiten:
Pita seitlich einschneiden und nach Wunsch kurz toasten oder im Ofen erwärmen, damit es weich und befüllbar ist.

Basis aufstreichen:
Innen mit Joghurt oder Hummus bestreichen - sorgt für Geschmack & hält alles zusammen.

Füllen:
Erst den zerbröselten Feta einfüllen, dann mit Tomatenstücken und Olivenringen auffüllen.

Optional aufpeppen:
Mit Rucola oder Basilikum toppen, wer mag gibt etwas Oregano oder Olivenöl dazu.

Einpacken:
In Butterbrotpapier wickeln oder in die Lunchbox geben - schmeckt auch später noch super frisch.

Tipp für Anfänger:
Wenn du die Zutaten abends vorbereitest, kannst du das Pita morgens einfach schnell befüllen – perfekt für stressfreie Uni- oder Arbeitstage.

Wenn der Magen knurrt ...

Fix & fertig fürs Lunchpaket

Salat & Suppen

Einfach vorzubereiten, ideal für Uni, Arbeit oder unterwegs

Ob in der Bib, zwischen Vorlesung und Nebenjob oder einfach, weil du keine Lust auf teures Essen unterwegs hast – hier findest du 7 Rezepte, die sich super vorbereiten, einpacken und überall essen lassen.

Wenig Aufwand, gute Zutaten – und voller Magen.

Nudelsalat mit Thunfisch

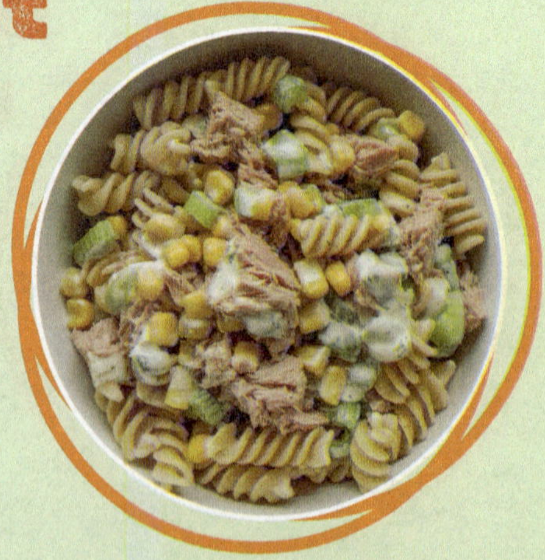

Zutaten:

70 g Nudeln (z. B. Fusilli oder Penne)
1 Dose Thunfisch (in eigenem Saft, abgetropft – ca. 80 g)
2 EL Mais (aus der Dose)
2 EL Naturjoghurt oder Schmand
1 TL Senf

Salz & Pfeffer nach Geschmack
Optional: Frühlingszwiebeln, Gewürzgurken, Zitronensaft, Kapern

Portionen: 1 Zubereitung: ca. 15 Min. Schwierigkeit: Einfach

Nährwerte (ca.): Kalorien: 480 kcal, Eiweiß: 30 g, Kohlenhydrate: 40 g, Fett: 20 g, Zucker: 4 g, Ballaststoffe: 4 g

So geht's:

Nudeln kochen:
Nudeln in Salzwasser bissfest kochen (ca. 8-10 Min.), abgießen und abkühlen lassen.

Zutaten vorbereiten:
Thunfisch abtropfen lassen und grob zerpflücken. Mais ebenfalls abgießen.

Salat mischen:
Gekochte Nudeln mit Thunfisch, Mais, Joghurt und Senf vermengen. Mit Salz & Pfeffer abschmecken.

Kalt genießen oder mitnehmen:
Entweder gleich essen oder ab in die Box für den nächsten Tag – hält sich im Kühlschrank gut!

Tipp für Anfänger:
Für extra Frische: 1 Spritzer Zitronensaft oder ein paar Gurkenscheiben untermischen. Auch lecker mit einem hartgekochten Ei!

Couscous-Salat mit Mozzarella

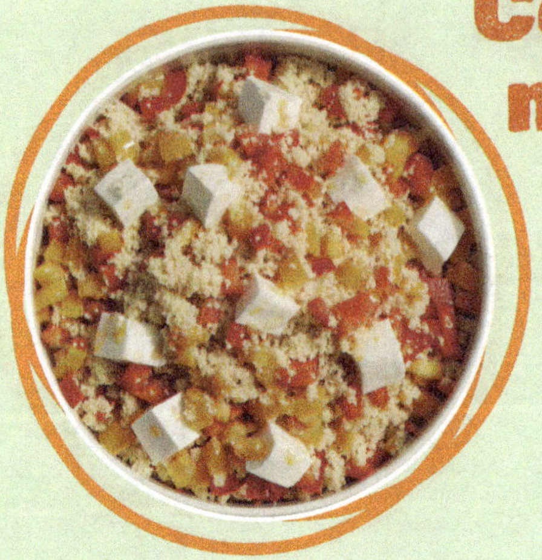

Zutaten:

- 40 g Couscous
- 1 kleine Paprika
- ½ Kugel Mozzarella (ca. 60 g)
- 1 TL Olivenöl
- 1 TL Zitronensaft

Salz & Pfeffer nach Geschmack
Optional: Frische Kräuter (Petersilie, Minze), Frühlingszwiebel, Rucola

Portionen: 1 | Zubereitung: ca. 15 Min. | Schwierigkeit: Einfach

Nährwerte (ca.): Kalorien: 410 kcal, Eiweiß: 17 g, Kohlenhydrate: 34 g, Fett: 22 g, Zucker: 5 g, Ballaststoffe: 4 g

So geht's:

Couscous zubereiten:
Couscous mit der doppelten Menge heißem Wasser (ca. 80 ml) übergießen, leicht salzen, abdecken und 5 Minuten quellen lassen. Dann mit einer Gabel auflockern.

Zutaten schneiden:
Paprika klein würfeln. Mozzarella in kleine Stücke zupfen oder schneiden.

Alles vermengen:
Couscous, Paprika und Mozzarella in einer Schüssel vermischen. Mit Zitronensaft, Olivenöl, Salz und Pfeffer abschmecken.

Kalt oder lauwarm genießen:
Perfekt als leichter Lunch oder frische Beilage – auch am nächsten Tag noch lecker!

Tipp für Anfänger:
Für mehr Würze: getrocknete Tomaten oder ein Löffel Pesto unterrühren. Oder für die Extra-Frische: ein paar Minzblätter klein hacken und dazugeben.

Kartoffelsalat mit Joghurt & Gurke

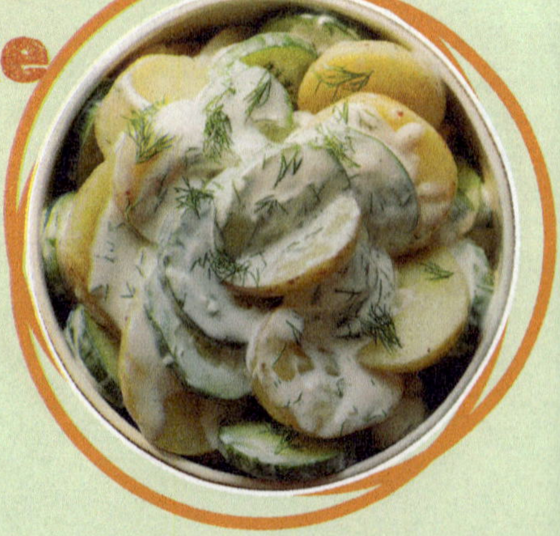

Zutaten:

- 200 g festkochende Kartoffeln
- 1/4 Salatgurke
- 2 EL Naturjoghurt
- 1 TL Senf
- 1 TL Essig (z. B. Apfelessig)

- Salz & Pfeffer nach Geschmack
- Optional: Frische Kräuter (z. B. Schnittlauch), Frühlingszwiebeln, Zitronensaft, Dill

Portionen: 1 **Zubereitung:** ca. 25 Min. **Schwierigkeit:** Einfach

Nährwerte (ca.): Kalorien: 320 kcal, Eiweiß: 8 g, Kohlenhydrate: 42 g, Fett: 10 g,, Zucker: 4 g, Ballaststoffe: 5 g

So geht's:

Kartoffeln kochen:
Kartoffeln in der Schale ca. 20 Minuten weich kochen, abkühlen lassen, pellen und in Scheiben schneiden.

Gurke vorbereiten:
Gurke waschen, in dünne Scheiben oder kleine Würfel schneiden.

Joghurt-Dressing anrühren:
Joghurt, Senf und Essig verrühren. Mit Salz und Pfeffer abschmecken.

Alles vermengen:
Kartoffelscheiben und Gurke in einer Schüssel mit dem Dressing mischen. Kurz durchziehen lassen oder gleich genießen.

Tipp für Anfänger:
Super für Picknick oder Grillabend! Wer's etwas deftiger mag, kann ein gekochtes Ei oder ein paar Röstzwiebeln dazutun.

Taco-Salat mit Mais & Bohnen

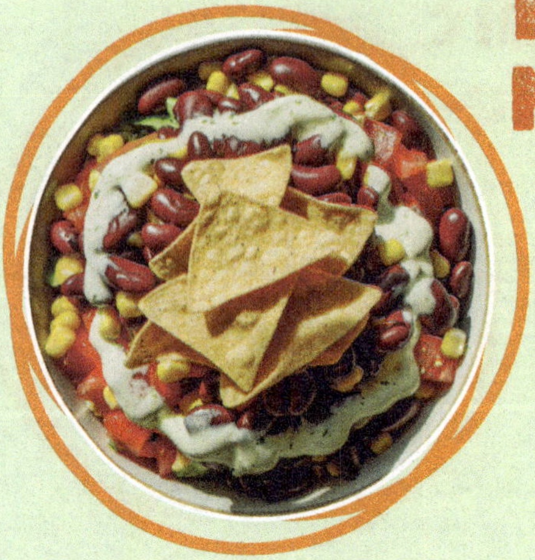

Zutaten:

4 EL Kidneybohnen (aus der Dose, abgetropft)
2 EL Mais (aus der Dose, abgetropft)
1 kleine Tomate oder ½ Paprika
2 EL Crème fraîche oder Joghurt
1 kleine Handvoll Tortilla-Chips

Salz, Pfeffer & Paprikapulver nach Geschmack
Optional: Avocado, Frühlingszwiebel, Limettensaft, Koriander, Käse

Portionen: 1 Zubereitung: ca. 15 Min. Schwierigkeit: Einfach

Nährwerte (ca.): Kalorien: 430 kcal, Eiweiß: 12 g, Kohlenhydrate: 38 g, Fett: 22 g, Zucker: 5 g, Ballaststoffe: 7 g

So geht's:

Zutaten vorbereiten:
Tomate oder Paprika würfeln. Kidneybohnen und Mais abspülen und abtropfen lassen.

Dressing anrühren:
Crème fraîche oder Joghurt mit Salz, Pfeffer und einer Prise Paprikapulver verrühren.

Alles vermengen:
Gemüse und Bohnen in eine Schüssel geben, Dressing unterheben. Chips grob zerbrechen und kurz vor dem Servieren darüberstreuen.

Servieren:
Am besten direkt essen, damit die Chips schön knusprig bleiben!

Tipp für Anfänger:
Super wandelbar – du kannst auch Reste von gebratenem Hack oder Hähnchen, Käsewürfel oder Avocadowürfel dazugeben. Für Meal-Prep die Chips erst kurz vor dem Essen darübergeben.

Tomaten-Mozzarella-Salat

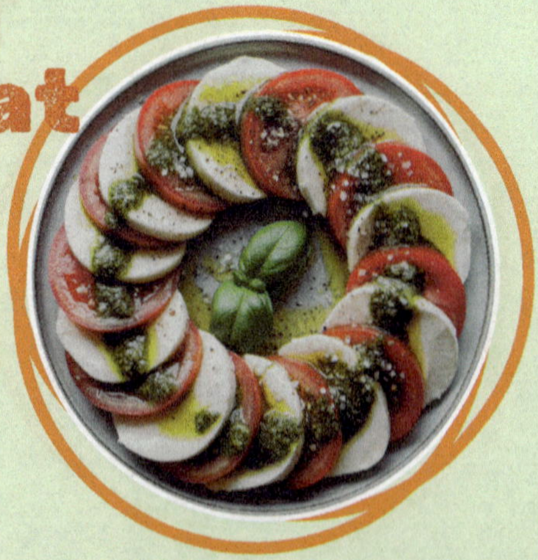

Zutaten:

1 große Tomate oder 2 kleine (z. B. Roma oder Cocktailtomaten)
½ Kugel Mozzarella (ca. 60–70 g)
1 TL grünes Pesto
1 TL Olivenöl
1 Handvoll Rucola oder frischer Basilikum

Salz & Pfeffer nach Geschmack
Optional: Balsamicocreme, Pinienkerne, Ciabatta als Beilage

Portionen: 1 **Zubereitung:** ca. 10 Min. **Schwierigkeit:** Einfach

Nährwerte (ca.): Kalorien: 380 kcal, Eiweiß: 16 g, Kohlenhydrate: 6 g, Fett: 32 g, Zucker: 3 g, Ballaststoffe: 2 g

So geht's:

Zutaten schneiden:
Tomaten in Scheiben oder Würfel schneiden. Mozzarella ebenfalls in Scheiben schneiden oder zupfen.

Anrichten:
Tomaten und Mozzarella auf einem Teller oder in einer Schüssel abwechselnd schichten. Rucola oder Basilikum dazwischen verteilen.

Würzen & toppen:
Mit Pesto, Olivenöl, Salz und Pfeffer verfeinern. Nach Wunsch mit Balsamicocreme oder Pinienkernen abrunden.

Tipp für Anfänger:
Perfekt auch zum Mitnehmen – einfach in eine Dose schichten und das Dressing erst vor dem Essen hinzufügen. Mit etwas Brot wird daraus ein schneller Lunch.

Tomatensuppe mit Nudeln

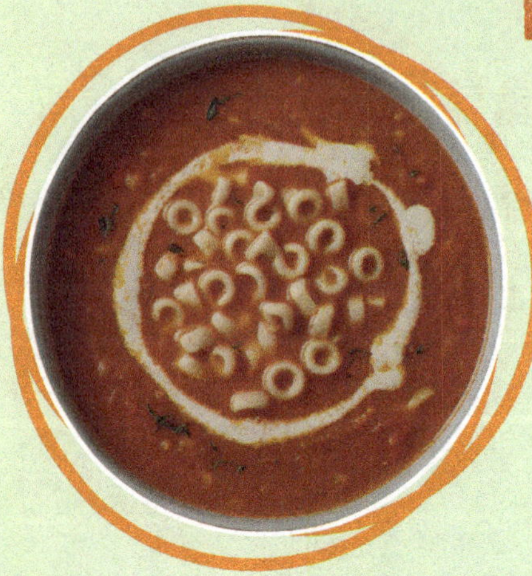

Zutaten:

200 ml passierte Tomaten
30 g kleine Nudeln (z. B. Suppennudeln, Ditalini oder Hörnchen)
1 EL Frischkäse
1 TL Öl oder Butter
½ Zwiebel

Salz, Pfeffer, Prise Zucker nach Geschmack
Optional: Basilikum, Parmesan, ein Spritzer Sahne oder Chiliflocken

Portionen: 1 Zubereitung: ca. 20 Min. Schwierigkeit: Einfach

Nährwerte (ca.): Kalorien: 360 kcal, Eiweiß: 10 g, Kohlenhydrate: 45 g, Fett: 14 g, Zucker: 8 g, Ballaststoffe: 5 g

So geht's:

Zwiebel anschwitzen:
Zwiebel fein würfeln und in einem kleinen Topf mit Öl oder Butter glasig dünsten.

Tomatensuppe ansetzen:
Passierte Tomaten dazugießen, mit etwas Salz, Pfeffer & einer Prise Zucker würzen. Aufkochen lassen.

Nudeln dazugeben:
Kleine Nudeln in die kochende Suppe geben und bei mittlerer Hitze ca. 8-10 Minuten garen (Packungsangabe beachten).

Frischkäse einrühren:
Wenn die Nudeln gar sind, Frischkäse unterrühren, bis die Suppe schön cremig ist.

Tipp für Anfänger:
Für extra Geschmack: einen Löffel Pesto einrühren oder mit geriebenem Käse toppen. Wer mag, kann die Nudeln auch separat vorkochen und erst zum Servieren hinzufügen.

Kartoffel-Suppe mit Würstchen

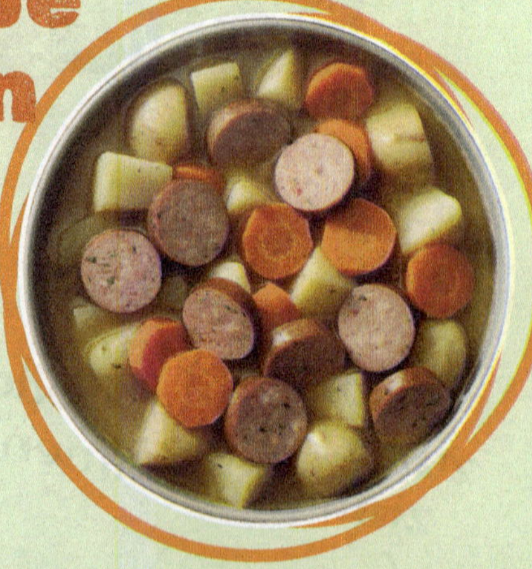

Zutaten:

150 g Kartoffeln
1 Möhre
1 kleine Zwiebel
1 Würstchen (z. B. Wiener oder Geflügelwurst)
200 ml Gemüsebrühe

Salz & Pfeffer nach Geschmack
Optional: Petersilie, Muskat

Portionen: 1 Zubereitung: ca. 25 Min. Schwierigkeit: Einfach

Nährwerte (ca.): Kalorien: 390 kcal, Eiweiß: 12 g, Kohlenhydrate: 35 g, Fett: 22 g, Zucker: 6 g, Ballaststoffe: 5 g

So geht's:

Gemüse vorbereiten:
Kartoffeln und Möhre schälen und würfeln. Zwiebel fein hacken.

Alles anbraten & garen:
Zwiebel in etwas Öl glasig dünsten. Kartoffeln und Möhre dazugeben und kurz mitbraten. Mit Gemüsebrühe ablöschen, ca. 15 Minuten köcheln lassen, bis alles weich ist.

Pürieren & abschmecken:
Die Suppe fein pürieren (oder grob, wenn du es stückiger magst). Mit Salz und Pfeffer abschmecken.

Würstchen einrühren:
Würstchen in Scheiben schneiden und in der heißen Suppe kurz mitziehen lassen (nicht mehr kochen).

Tipp für Anfänger:
Du kannst die Suppe auch ohne Würstchen machen und stattdessen mit Croutons oder gerösteten Kernen toppen. Sie lässt sich super einfrieren oder für zwei Tage vorbereiten.

Bonus-Rezepte

Hier findest du 10 einfache Smoothie-Rezepte – perfekt für zwischendurch oder zum Mitnehmen!

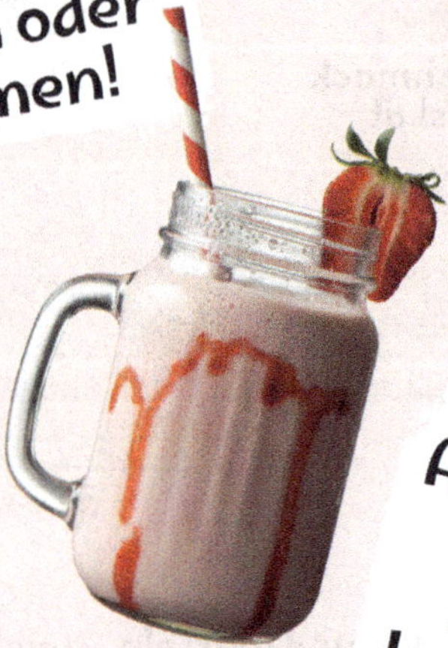

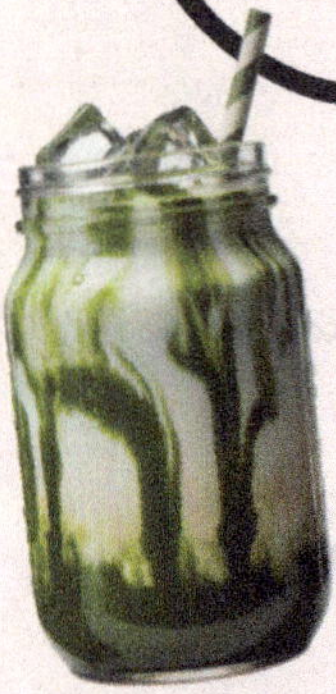

Alles lässt sich ganz unkompliziert zubereiten – du brauchst nur einen Shaker oder ein Schraubglas.

1. Iced-Matcha-Vanille-Shake
2. Vanille-Proteindrink
3. Erdbeer-Kokos-Dream
4. Honig-Mandel-Drink
5. Erdbeer-Milchshake
6. Bananen-Lassi
7. Schoko-Erdnuss-Drink
8. Eiskaffee-Shake
9. Himbeer-Joghurt-Drink
10. Chai-Milchshake

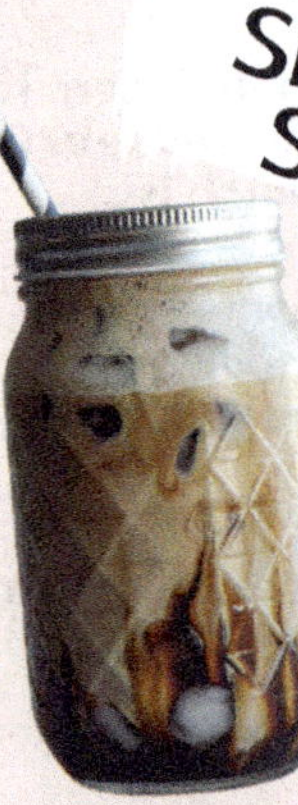

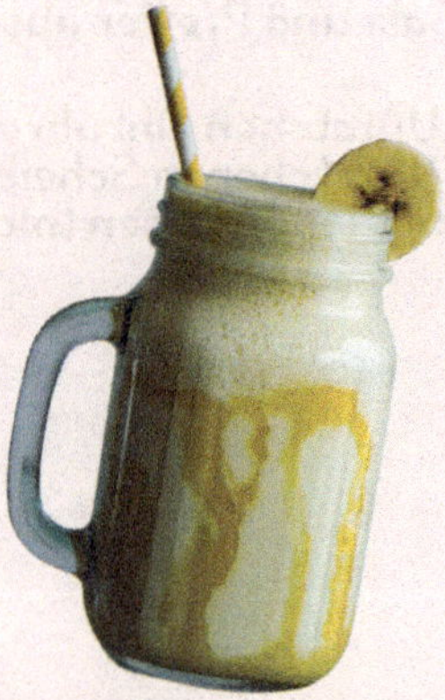

So lädst du die Rezepte herunter:

Einfach den QR-Code auf dieser Seite mit deinem Handy oder Tablet scannen und die Rezepte herunterladen.

Wenn du Schwierigkeiten hast, die Rezepte herunterzuladen schreib uns einfach eine E-Mail an: info@summiteerpublishing.com.

Runterkommen und auftanken.

Chill & Cook für jeden Tag

Abendessen in unter 30 Minuten

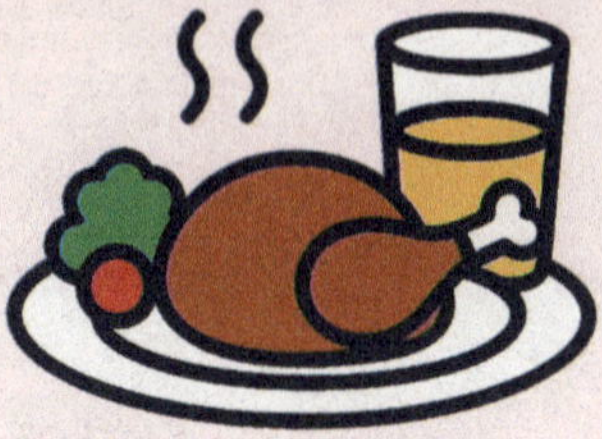

Schnell, deftig, günstig – perfekt nach einem langen Tag

Ob Uni, Arbeit oder einfach keine Lust auf stundenlanges Kochen – hier findest du Rezepte, die satt machen, gut schmecken und maximal 30 Minuten brauchen. Drei Varianten, je nach Ausstattung & Laune:

1. Nur mit der Pfanne
2. One-Pot & Alles-aus-dem-Topf
3. Ofen-Rezepte & Aufläufe

Hähnchenpfanne mit Karotten

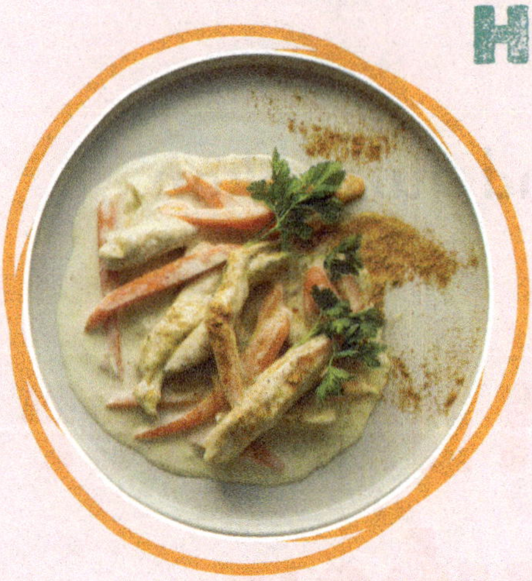

Zutaten:

- 1 kleines Hähnchenbrustfilet
- 2 kleine Karotten
- 100 ml Sahne (oder Kochsahne)
- 1 TL Öl oder Butter
- 1 TL Honig

*Salz & Pfeffer nach Geschmack

Optional: Frische Petersilie, Currypulver, TK-Erbsen, Knoblauch

Portionen: 1 Zubereitung: ca. 25 Min. Schwierigkeit: Einfach

Nährwerte (ca.): Kalorien: 445 kcal, Eiweiß: 35 g, Kohlenhydrate: 10 g, Fett: 28 g, Zucker: 6 g, Ballaststoffe: 2 g

So geht's:

Hähnchen vorbereiten:
In Streifen schneiden, mit Salz & Pfeffer würzen.

Karotten schneiden:
In dünne Scheiben hobeln oder in kleine Stifte schneiden.

Anbraten:
Öl in der Pfanne erhitzen. Hähnchen 3-4 Minuten goldbraun anbraten. Dann die Karotten dazugeben und weitere 5 Minuten mitbraten.

Ablöschen & verfeinern:
Sahne und Honig einrühren, kurz aufkochen, dann bei mittlerer Hitze 5-7 Minuten köcheln lassen, bis alles schön cremig ist.

Abschmecken & servieren:
Nochmals mit Salz und Pfeffer abschmecken - fertig! Lecker mit Reis, Nudeln oder Brot.

Tipp für Anfänger:
Der Honig sorgt für eine feine Süße, die super zu den Karotten passt. Wer's herzhafter will, kann 1 TL Senf als Bonus-Zutat dazurühren.

Bratkartoffel-Gyros-Pfanne

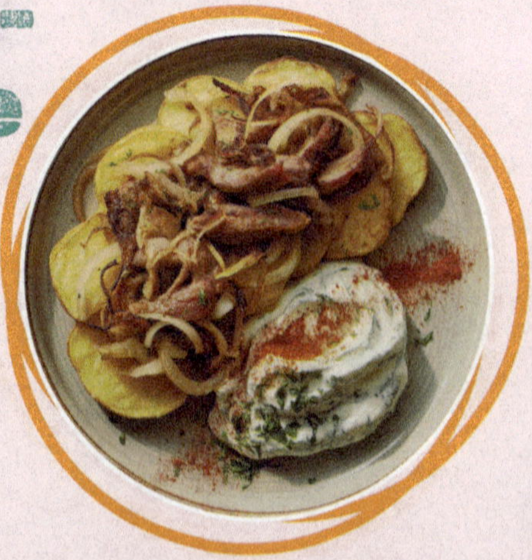

Zutaten:

2 mittelgroße Kartoffeln (roh)
100 g Gyrosfleisch (vorgewürzt)
½ Zwiebel
1 TL Öl
1 EL Joghurt oder Kräuterquark zum Servieren

Optional: Paprikapulver, frische Kräuter, Zitronensaft

Portionen: 1 Zubereitung: ca. 25 Min. Schwierigkeit: Einfach

Nährwerte (ca.): Kalorien: 500 kcal, Eiweiß: 24 g, Kohlenhydrate: 35 g, Fett: 28 g, Zucker: 3 g, Ballaststoffe: 4 g

So geht's:

Kartoffeln vorbereiten:
Roh, aber sehr dünn in Scheiben oder feine Würfel schneiden – je dünner, desto schneller gar. Tipp: Mit Schale verwenden!

Zwiebel schneiden:
In dünne Ringe oder Streifen schneiden.

Kartoffeln anbraten:
Öl in einer Pfanne erhitzen. Kartoffeln bei mittlerer Hitze ca. 10 Minuten braten, gelegentlich wenden. Dann die Hitze etwas erhöhen und weitere 5–8 Minuten braten, bis sie goldbraun und durch sind.

Fleisch & Zwiebeln dazugeben:
Gyrosfleisch und Zwiebeln in die Pfanne geben und 5–7 Minuten mitbraten, bis das Fleisch durch ist.
- Kein Gyros da? Kein Problem!
Einfach 1–2 Würstchen (z. B. Bratwurst, Krakauer oder Veggie-Wurst) in kleine Stücke schneiden und mit den Zwiebeln zusammen anbraten.

Anrichten & servieren:
Mit einem Klecks Joghurt oder Kräuterquark servieren. Wer mag, gibt noch etwas Zitronensaft oder Petersilie dazu.

Tipp für Anfänger:
Wenn du wenig Zeit hast, kannst du die Kartoffeln vor dem Braten kurz in der Mikrowelle 2–3 Minuten vorgaren – dann geht's noch schneller in der Pfanne.

Zucchini-Feta-Pfanne

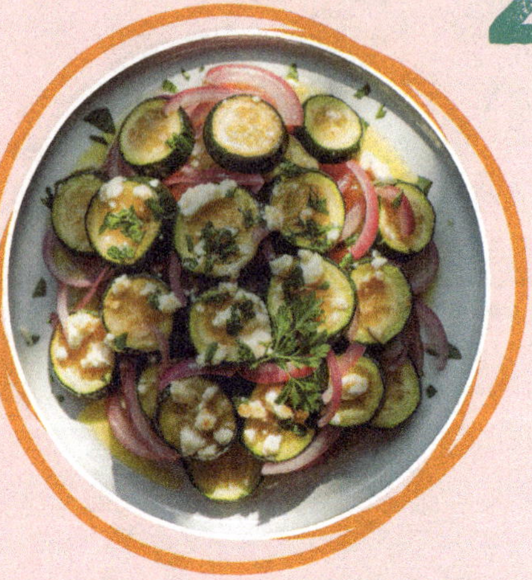

Zutaten:

1 kleine Zucchini
½ rote Zwiebel
80 g Feta (oder anderer weißer Salzlakenkäse)
1 TL Öl
1 TL Zitronensaft

Optional: frische Kräuter (z. B. Petersilie), Knoblauch, getrocknete Tomaten

Portionen: 1 | Zubereitung: ca. 20 Mijn. | Schwierigkeit: Einfach

Nährwerte (ca.): Kalorien: 330 kcal, Eiweiß: 14 g, Kohlenhydrate: 10 g, Fett: 26 g, Zucker: 6 g, Ballaststoffe: 3 g

So geht's:

Zutaten vorbereiten:
Zucchini in halbe Scheiben schneiden, Zwiebel in Streifen oder feine Ringe. Feta würfeln oder grob zerbröseln.

Gemüse anbraten:
Öl in einer Pfanne erhitzen. Zwiebeln und Zucchini ca. 8–10 Minuten bei mittlerer Hitze anbraten, bis sie weich und leicht gebräunt sind.

Feta dazugeben:
Feta über das Gemüse streuen und vorsichtig untermischen. Weitere 2–3 Minuten braten, bis er leicht schmilzt und goldene Stellen bekommt.

Verfeinern & servieren:
Mit einem Spritzer Zitronensaft abschmecken. Wer mag, gibt etwas frischen Pfeffer und Kräuter dazu.

Tipp für Anfänger:
Perfekt als leichtes Abendessen – oder du servierst es mit einem Stück Brot oder Fladenbrot als sättigende Mahlzeit.

Pilzpfanne mit Frischkäse

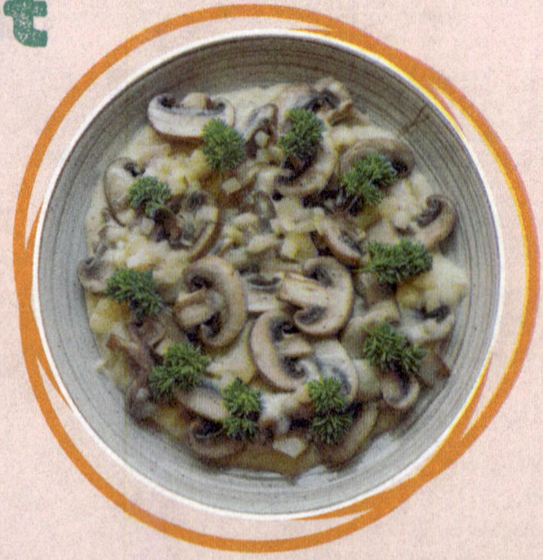

Zutaten:

150 g Champignons (weiß oder braun)
1 kleine Zwiebel
2 EL Frischkäse (natur oder mit Kräutern)
1 TL Öl
1 TL Zitronensaft

Salz & Pfeffer nach Geschmack
Optional: TK-Kräuter, Knoblauch, Frühlingszwiebel, geröstetes Brot zum Dippen

Portionen: 1 | Zubereitung: ca. 20 Min. | Schwierigkeit: Einfach

Nährwerte (ca.): Kalorien: 280 kcal, Eiweiß: 10 g, Kohlenhydrate: 8 g, Fett: 22 g, Zucker: 4 g, Ballaststoffe: 2 g

So geht's:

Pilze & Zwiebel vorbereiten:
Champignons putzen und in Scheiben schneiden. Zwiebel fein würfeln.

Anbraten:
Öl in der Pfanne erhitzen. Zwiebel kurz glasig braten, dann die Pilze dazugeben. Bei mittlerer Hitze 8–10 Minuten braten, bis die Flüssigkeit verdampft ist und die Pilze leicht gebräunt sind.

Cremig machen:
Frischkäse einrühren, alles gut vermischen und kurz erwärmen, bis eine cremige Sauce entsteht.

Abschmecken & servieren:
Mit Zitronensaft, Salz & Pfeffer abschmecken. Wer mag, gibt TK-Kräuter oder frische Petersilie darüber.

Tipp für Anfänger:
Schmeckt pur, auf Toast, zu Pasta oder mit Reis. Du kannst statt Frischkäse auch Kräuterquark oder einen Löffel Schmand nehmen.

Gnocchi-Pfanne mit Gemüse

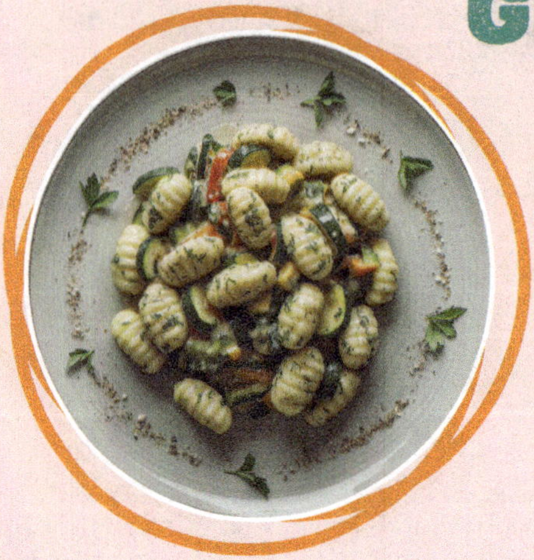

Zutaten:

- 200 g frische Gnocchi (aus dem Kühlregal)
- 1 kleine Zucchini oder 1 Paprika
- 1 kleine Zwiebel
- 2 EL Frischkäse (z. B. mit Kräutern)
- 1 TL Öl

- Salz & Pfeffer nach Geschmack
- Optional: Spinat, TK-Erbsen, Chili, Zitronensaft

Portionen: 1 **Zubereitung:** ca. 20 Min. **Schwierigkeit:** Einfach

Nährwerte (ca.): Kalorien: 460 kcal, Eiweiß: 12 g, Kohlenhydrate: 48 g, Fett: 22 g, Zucker: 5 g, Ballaststoffe: 4 g

So geht's:

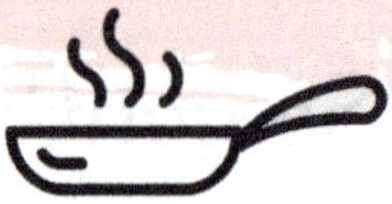

Gemüse & Zwiebel vorbereiten:
Gemüse klein schneiden (z. B. Zucchini in halbe Scheiben oder Paprika in Streifen). Zwiebel fein würfeln.

Gnocchi anbraten:
Öl in einer Pfanne erhitzen. Gnocchi darin bei mittlerer bis hoher Hitze 5-6 Minuten goldbraun braten. Aus der Pfanne nehmen und kurz zur Seite stellen.

Gemüse anbraten:
Im gleichen Fett Zwiebel und Gemüse ca. 6-8 Minuten anbraten, bis es weich ist.

Cremig machen & Gnocchi zurückgeben:
Gnocchi wieder in die Pfanne geben, Frischkäse dazu und gut umrühren. Kurz erwärmen, bis alles cremig ist.

Abschmecken & servieren:
Mit Salz, Pfeffer und optional Zitronensaft oder Kräutern verfeinern - fertig!

Tipp für Anfänger:
Du kannst auch TK-Gemüse verwenden, wenn's noch schneller gehen soll. Für mehr Frische: etwas Rucola drüberstreuen.

Süßkartoffel-Hackpfanne

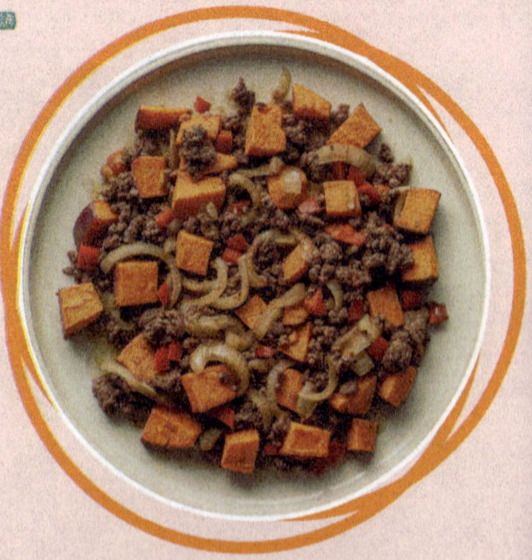

Zutaten:

- 1 kleine Süßkartoffel (ca. 200 g)
- 120 g Hackfleisch (Rind oder gemischt)
- ½ Paprika (rot oder gelb)
- 1 kleine Zwiebel
- 1 TL Öl

Salz & Pfeffer nach Geschmack
Optional: Paprikapulver, Knoblauch, Chili, TK-Erbsen

Portionen: 1 **Zubereitung:** ca. 30 Min. **Schwierigkeit:** Einfach

Nährwerte (ca.): Kalorien: 530 kcal, Eiweiß: 28 g, Kohlenhydrate: 30 g, Fett: 32 g, Zucker: 8 g, Ballaststoffe: 5 g

So geht's:

Süßkartoffel vorbereiten:
Schälen und in sehr kleine Würfel schneiden (ca. 1 cm) – so garen sie schneller.

Gemüse schneiden:
Paprika und Zwiebel in kleine Stücke schneiden.

Hackfleisch anbraten:
Öl in einer großen Pfanne erhitzen, Hackfleisch ca. 4–5 Minuten krümelig und goldbraun braten. Dann aus der Pfanne nehmen und kurz beiseitestellen.

Süßkartoffel & Gemüse braten:
Im selben Fett Süßkartoffelwürfel bei mittlerer Hitze ca. 10 Minuten anbraten. Dann Zwiebel und Paprika dazugeben und weitere 10 Minuten mitbraten, bis alles weich ist.

Hack zurück in die Pfanne:
Hackfleisch wieder untermischen, alles gut vermengen, bei Bedarf noch kurz brutzeln lassen. Mit Salz & Pfeffer abschmecken – fertig!

Tipp für Anfänger:
Für noch mehr Geschmack kannst du 1 TL Tomatenmark oder Paprikapulver mit anbraten. Wer's cremiger mag, rührt am Ende einen Löffel Frischkäse unter.

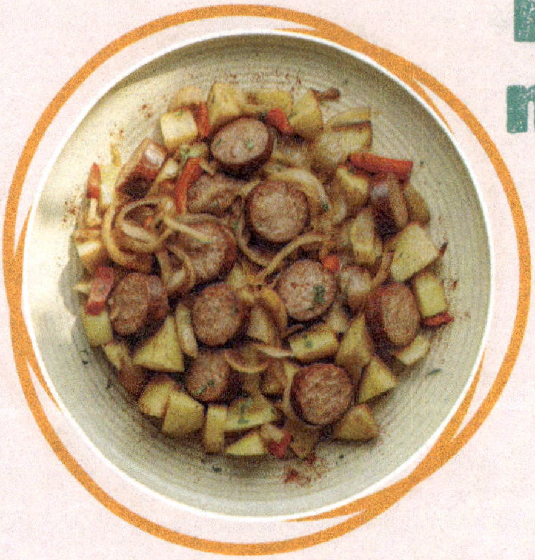

Bauernpfanne mit Würstchen

Zutaten:

- 2 mittelgroße Kartoffeln (festkochend, roh)
- 1-2 Würstchen (z. B. Bratwurst, Krakauer oder Veggie-Wurst)
- ½ Paprika
- 1 kleine Zwiebel
- 1 TL Öl

Salz & Pfeffer nach Geschmack
Optional: Paprikapulver, Kräuter, Spiegelei als Topping

Portionen: 1 | Zubereitung: ca. 30 Min. | Schwierigkeit: Einfach

Nährwerte (ca.): Kalorien: 510 kcal, Eiweiß: 18 g, Kohlenhydrate: 35 g, Fett: 32 g, Zucker: 4 g, Ballaststoffe: 4 g

So geht's:

Kartoffeln vorbereiten:
Schälen (oder mit Schale lassen) und in sehr kleine Würfel schneiden - ca. 1 cm groß, damit sie gut durchgaren.

Gemüse & Würstchen schneiden:
Paprika in Streifen oder Stücke schneiden, Zwiebel würfeln, Würstchen in Scheiben schneiden.

Kartoffeln anbraten:
Öl in einer großen Pfanne erhitzen. Kartoffeln ca. 12-15 Minuten bei mittlerer Hitze braten, regelmäßig wenden. Falls nötig, 1-2 EL Wasser zugeben und mit Deckel kurz dünsten - so werden sie schneller gar.

Zwiebeln, Paprika & Würstchen dazugeben:
Alles zusammen mit den Kartoffeln weitere 10 Minuten braten, bis es schön gebräunt und gar ist.

Abschmecken & servieren:
Mit Salz, Pfeffer und nach Belieben Paprikapulver oder Kräutern abschmecken.

Tipp für Anfänger:
Ein Spiegelei on top macht's extra deftig. Du kannst auch Reste vom Vortag (z. B. gekochte Kartoffeln oder Gemüse) mitverwenden.

Hähnchenpfanne mit Paprika

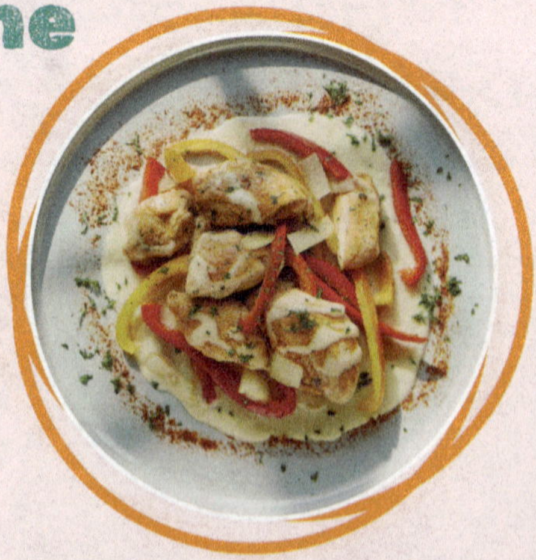

Zutaten:

- 150 g Hähnchenbrust
- ½ Paprika
- 1 kleine Zwiebel
- 2 EL Frischkäse (natur oder mit Kräutern)
- 1 TL Öl

Salz & Pfeffer nach Geschmack
Optional: Paprikapulver, Knoblauch, frische Petersilie, Chili

Portionen: 1 Zubereitung: ca. 25 Min. Schwierigkeit: Einfach

Nährwerte (ca.): Kalorien: 430 kcal, Eiweiß: 36 g, Kohlenhydrate: 8 g, Fett: 28 g, Zucker: 5 g, Ballaststoffe: 2 g

So geht's:

Zutaten vorbereiten:
Hähnchen in mundgerechte Stücke schneiden. Paprika in Streifen, Zwiebel in Würfel schneiden.

Hähnchen anbraten:
Öl in einer Pfanne erhitzen, Hähnchen bei mittlerer Hitze 6-8 Minuten rundherum goldbraun braten.

Gemüse dazugeben:
Paprika und Zwiebel mit in die Pfanne geben und weitere 6-8 Minuten braten, bis alles schön weich ist.

Frischkäse unterrühren:
Hitze reduzieren, Frischkäse unterrühren und kurz erhitzen, bis eine cremige Sauce entsteht. Bei Bedarf 1-2 EL Wasser oder Milch für mehr Sauce.

Abschmecken & servieren:
Mit Salz, Pfeffer und ggf. Paprikapulver oder Chili würzen – fertig!

Tipp für Anfänger:
Dazu passt Reis, Couscous oder einfach ein Stück Brot. Wer's schärfer mag, rührt noch etwas Senf oder Chili unter.

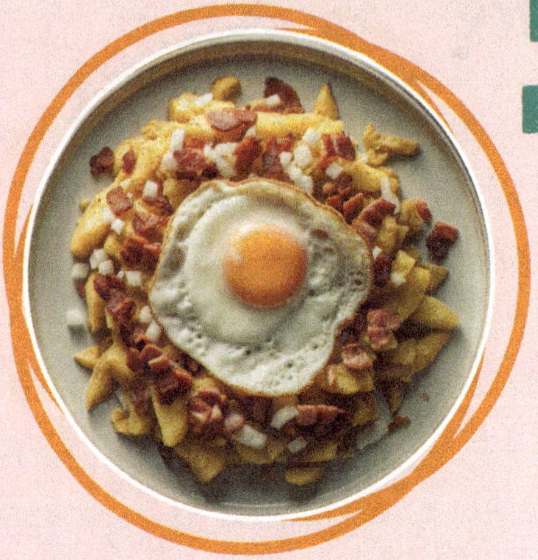

Bratkartoffel mit Speck & Ei

Zutaten:

- 2 mittelgroße Kartoffeln (roh, festkochend)
- 1 Ei
- 2 Scheiben Bacon oder Frühstücksspeck
- 1 kleine Zwiebel
- 1 TL Öl

Salz & Pfeffer nach Geschmack
Optional: Petersilie, Käse, Paprikapulver

Portionen: 1 Zubereitung: ca. 30 Min. Schwierigkeit: Einfach

Nährwerte (ca.): Kalorien: 520 kcal, Eiweiß: 22 g, Kohlenhydrate: 30 g, Fett: 35 g, Zucker: 3 g, Ballaststoffe: 4 g

So geht's:

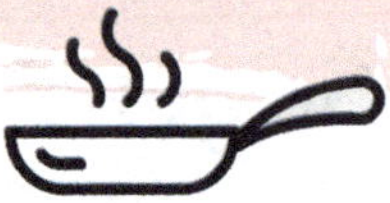

Kartoffeln vorbereiten:
Schälen und in dünne Scheiben oder kleine Würfel schneiden (je dünner, desto schneller garen sie). Zwiebel fein würfeln, Bacon in Stücke schneiden.

Kartoffeln braten:
Öl in einer Pfanne erhitzen. Kartoffeln bei mittlerer Hitze ca. 15 Minuten anbraten, dabei regelmäßig wenden. Wenn sie fast gar sind, Zwiebel und Bacon dazugeben.

Alles zusammen braten:
Weiter braten, bis alles schön gebräunt ist (ca. 5-7 Minuten). Bacon soll knusprig sein, Zwiebeln glasig bis leicht gebräunt.

Ei dazugeben:
Ei direkt in die Pfanne schlagen - entweder als Spiegelei obendrauf braten oder alles verrühren und kurz als Rührei untermischen.

Abschmecken & servieren:
Mit Salz, Pfeffer (und optional Paprikapulver) würzen. Heiß aus der Pfanne genießen.

Tipp für Anfänger:
Kein Bacon? Kein Problem. Du kannst auch klein geschnittene Würstchen, Schinkenwürfel oder gebratenes Gemüse (z.B. Zucchini) verwenden. Dazu passt ein Klecks Kräuterquark oder Ketchup.

Currywurst-Pfanne

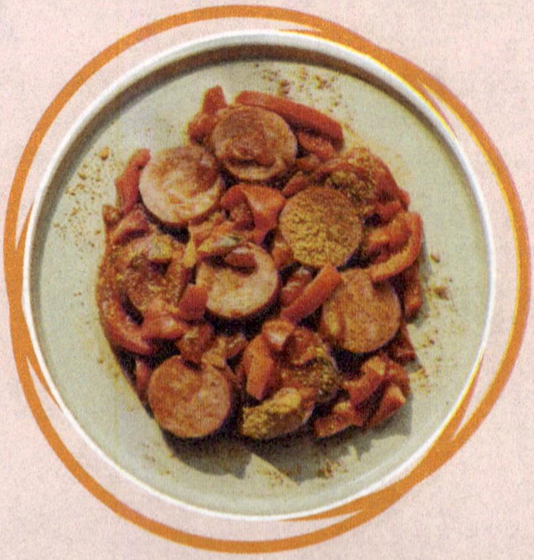

Zutaten:

2 Würstchen (z. B. Bratwurst oder Bockwurst)
½ Paprika
100 ml passierte Tomaten
1 kleine Zwiebel
1 TL Öl

Salz & Pfeffer nach Geschmack
Optional: Currypulver (für den typischen Geschmack), Honig oder Ketchup, etwas Chili

Portionen: 1 **Zubereitung:** ca. 20 Min. **Schwierigkeit:** Einfach

Nährwerte (ca.): Kalorien: 470 kcal, Eiweiß: 20 g, Kohlenhydrate: 18 g, Fett: 35 g, Zucker: 7 g, Ballaststoffe: 3 g

So geht's:

Zutaten vorbereiten:
Würstchen in Scheiben schneiden, Paprika in kleine Stücke, Zwiebel fein würfeln.

Anbraten:
Öl in einer Pfanne erhitzen. Würstchen 3-4 Minuten anbraten, bis sie leicht gebräunt sind. Dann Zwiebel und Paprika dazugeben und weitere 4-5 Minuten mitbraten.

Sauce dazu:
Passierte Tomaten in die Pfanne geben, alles gut verrühren. Wer mag, gibt 1 TL Currypulver dazu - für den typischen Geschmack.

Einkochen & abschmecken:
Sauce bei mittlerer Hitze ca. 5 Minuten einkochen lassen. Mit Salz, Pfeffer und optional Ketchup oder etwas Honig abrunden.

Servieren:
Direkt aus der Pfanne genießen - mit Brot, Kartoffelecken oder pur.

Tipp für Anfänger:
Wenn du es etwas „Imbiss-mäßiger" magst: Serviere das Ganze mit Pommes oder knusprigem Baguette. Für extra Würze: Chili oder ein Spritzer Zitronensaft zur Sauce geben.

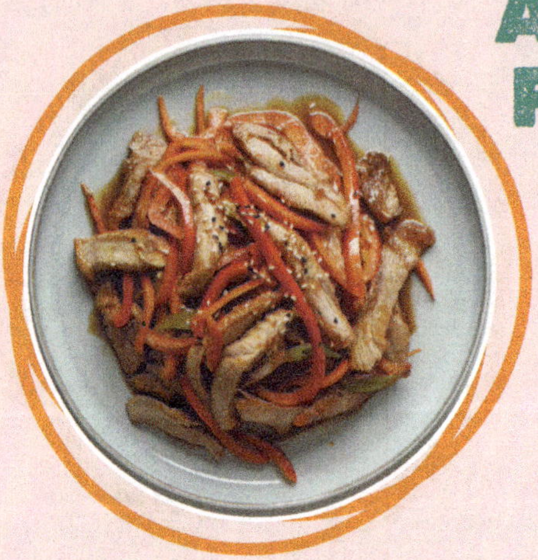

Asia-Pfanne mit Fleischstreifen

Zutaten:

150 g Schweinefilet oder Rindfleisch (zartes Stück, in dünnen Streifen)
½ Paprika
1 kleine Karotte
1 TL Sojasauce
1 TL Öl

Salz & Pfeffer nach Geschmack
Optional: Frühlingszwiebel, Sesam, etwas Honig oder Limettensaft, Reis als Beilage

Portionen: 1 **Zubereitung:** ca. 25 Min. **Schwierigkeit:** Einfach

Nährwerte (ca.): Kalorien: 450 kcal, Eiweiß: 35 g, Kohlenhydrate: 9 g, Fett: 28 g, Zucker: 5 g, Ballaststoffe: 2 g

So geht's:

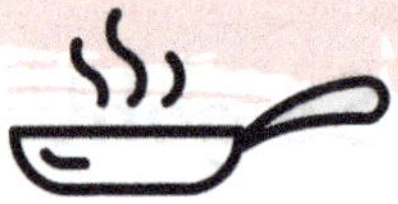

Zutaten vorbereiten:
Fleisch in dünne, mundgerechte Streifen schneiden. Paprika und Karotte in feine Streifen hobeln oder schneiden.

Fleisch scharf anbraten:
Öl in einer großen Pfanne oder Wok erhitzen. Fleisch 2-3 Minuten scharf anbraten, dann herausnehmen und kurz beiseitestellen.

Gemüse anbraten:
In derselben Pfanne Paprika und Karotte ca. 5-6 Minuten anbraten, bis sie leicht gebräunt, aber noch bissfest sind.

Alles vermengen & würzen:
Fleisch wieder in die Pfanne geben. Sojasauce unterrühren und alles noch 2-3 Minuten zusammen durchbraten.

Abschmecken & servieren:
Mit Salz, Pfeffer würzen und ggf. mit etwas Chili oder Sesam verfeinern - fertig!

Tipp für Anfänger:
Je dünner du das Fleisch schneidest, desto zarter wird's. Funktioniert auch super mit TK-Asia-Gemüse oder vorgekochten Mie-Nudeln direkt mit in die Pfanne geben.

Hähnchenpfanne süß-sauer

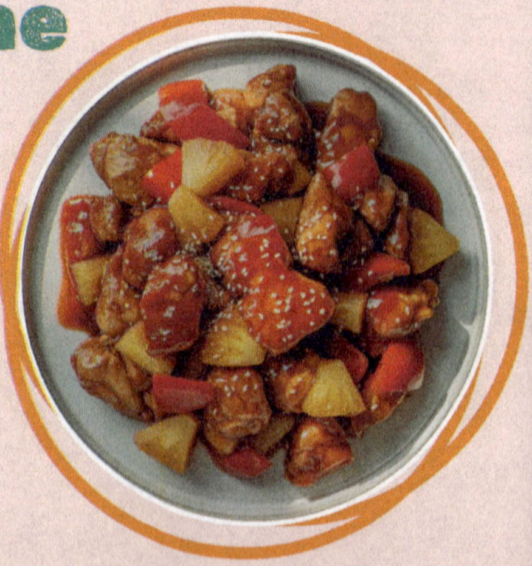

Zutaten:

150 g Hähnchenbrust
½ Paprika
2 Scheiben Ananas (aus der Dose, abgetropft)
1 EL Ketchup
1 TL Öl

Salz & Pfeffer nach Geschmack
Optional: 1 TL Weißweinessig oder Zitronensaft, etwas Sojasauce, etwas Zucker

Portionen: 1 **Zubereitung:** ca. 25 Min. **Schwierigkeit:** Einfach

Nährwerte (ca.): Kalorien: 400 kcal, Eiweiß: 34 g, Kohlenhydrate: 15 g, Fett: 22 g, Zucker: 10 g, Ballaststoffe: 2 g

So geht's:

Zutaten vorbereiten:
Hähnchen in Stücke schneiden. Paprika würfeln oder in Streifen schneiden. Ananas in Stücke schneiden.

Hähnchen anbraten:
Öl in einer Pfanne erhitzen. Hähnchen ca. 6-8 Minuten rundherum braten, bis es gar ist.

Paprika & Ananas dazugeben:
Beides in die Pfanne geben und 4-5 Minuten mitbraten, bis es leicht gebräunt ist.

Sauce anrühren:
Ketchup mit 1 TL Essig oder Zitronensaft verrühren (für mehr Süße optional ½ TL Zucker oder etwas Ananassaft). Alles in die Pfanne geben, verrühren und 2-3 Minuten köcheln lassen.

Abschmecken & servieren:
Sauce ggf. mit etwas Wasser verlängern. Fertig ist dein schnelles süß-saures Hähnchen.

Tipp für Anfänger:
Wenn du keine Ananas magst, kannst du auch Mango (TK oder frisch) verwenden – oder Paprika mit ein paar Tropfen Essig & Zucker kombinieren, um die süß-saure Note zu imitieren. Dazu passt perfekt: Basmati-Reis oder knuspriges Baguette.

Pasta mit Tomate & Mozzarella

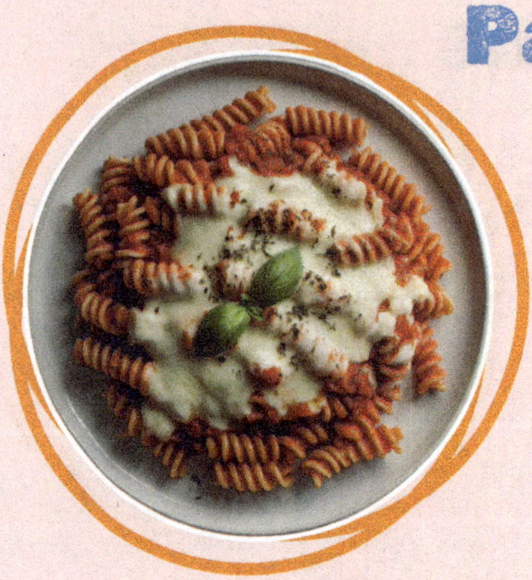

Zutaten:

- 80 g Nudeln (z. B. Penne, Fusilli)
- 200 ml passierte Tomaten
- ½ Kugel Mozzarella
- 1 kleine Zwiebel
- 1 TL Öl

- Salz & Pfeffer nach Geschmack
- Optional: 1 TL getrockneter Basilikum oder Oregano, 1 Handvoll Babyspinat oder TK-Erbsen

Portionen: 1 **Zubereitung:** ca. 20 Min. **Schwierigkeit:** Einfach

Nährwerte (ca.): Kalorien: 490 kcal, Eiweiß: 20 g, Kohlenhydrate: 55 g, Fett: 20 g, Zucker: 7 g, Ballaststoffe: 4 g

So geht's:

Zwiebel vorbereiten:
Fein würfeln. In einem kleinen Topf mit Öl glasig anbraten (ca. 2-3 Min).

Nudeln & Tomaten dazugeben:
Passierte Tomaten und 200 ml Wasser in den Topf geben. Nudeln direkt dazugeben, alles gut umrühren. Mit Salz und Pfeffer würzen.

Kochen lassen:
Nudeln bei mittlerer Hitze ca. 12-15 Minuten köcheln lassen, gelegentlich umrühren. Falls es zu dick wird, etwas Wasser nachgießen.

Mozzarella untermischen:
Wenn die Nudeln weich sind, Mozzarella in Stücke zupfen und unterrühren. Kurz schmelzen lassen - fertig!

Servieren:
Direkt aus dem Topf genießen oder mit Kräutern toppen.

Tipp für Anfänger:
Die One-Pot-Pasta funktioniert auch super mit klein gewürfeltem Feta statt Mozzarella – oder mit einer Handvoll Spinat, die du am Ende mit unterrührst.

Chili con Carne

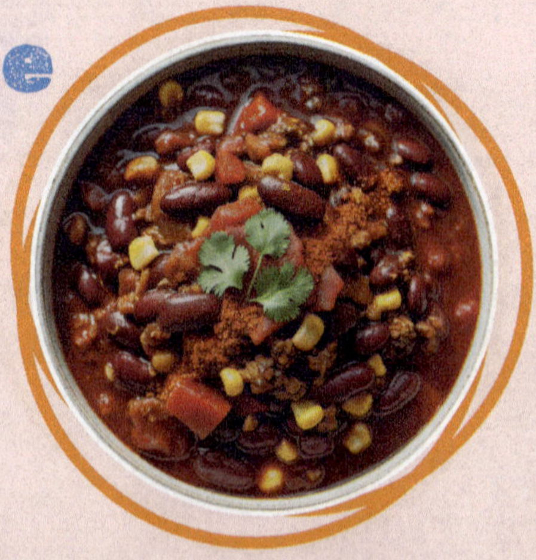

Zutaten:

100 g gemischtes Hackfleisch
½ Dose Kidneybohnen (ca. 120 g, abgetropft)
½ Dose Mais (ca. 70 g, abgetropft)
200 ml passierte Tomaten
1 kleine Zwiebel
Salz, Pfeffer & Paprikapulver oder Chilipulver nach Geschmack
Optional: ½ Paprika, etwas Kreuzkümmel, Brot oder Reis als Beilage

Portionen: 1 Zubereitung: ca. 25 Min. Schwierigkeit: Einfach

Nährwerte (ca.): Kalorien: 510 kcal, Eiweiß: 33 g, Kohlenhydrate: 26 g, Fett: 28 g, Zucker: 8 g, Ballaststoffe: 8 g

So geht's:

Hackfleisch & Zwiebel anbraten:
Zwiebel fein würfeln. In einem Topf mit etwas Öl Hackfleisch und Zwiebel ca. 5-6 Minuten anbraten, bis alles schön gebräunt ist.

Bohnen & Mais dazugeben:
Kidneybohnen und Mais abtropfen lassen und mit in den Topf geben. Kurz mitbraten, damit sich die Aromen verbinden.

Tomaten einrühren & würzen:
Passierte Tomaten dazugießen, mit Salz, Pfeffer und Gewürzen abschmecken. Alles gut umrühren.

Köcheln lassen:
Bei mittlerer Hitze 10-15 Minuten köcheln lassen, gelegentlich umrühren. Falls es zu dick wird, 1-2 EL Wasser zugeben.

Servieren:
Direkt aus dem Topf löffeln oder mit Brot/Reis genießen.

Tipp für Anfänger:
Für noch mehr Aroma kannst du ½ TL Paprikapulver (edelsüß oder scharf) und eine Prise Kreuzkümmel dazugeben – schmeckt wie beim Mexikaner!

Schinkennudeln mit Frischkäse

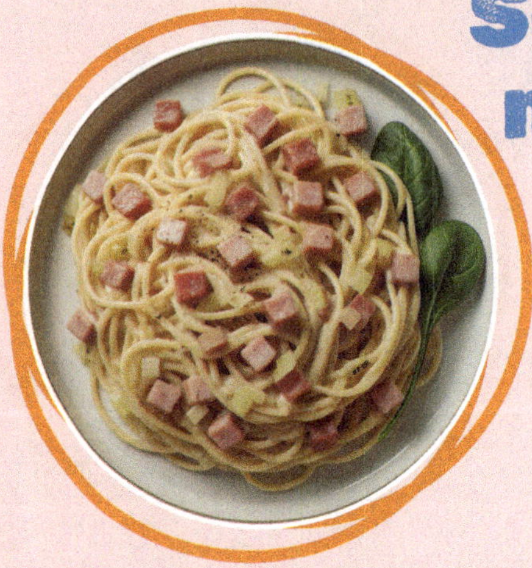

Zutaten:

- 80 g Nudeln (z. B. Spaghetti, Penne)
- 1 kleine Zwiebel
- 50 g Kochschinken (gewürfelt oder in Streifen)
- 1 EL Frischkäse
- 1 TL Öl

Salz & Pfeffer nach Geschmack
Optional: TK-Erbsen, Rucola, etwas geriebener Käse

Portionen: 1 | Zubereitung: ca. 25 Min. | Schwierigkeit: Einfach

Nährwerte (ca.): Kalorien: 490 kcal, Eiweiß: 23 g, Kohlenhydrate: 48 g, Fett: 22 g, Zucker: 5 g, Ballaststoffe: 3 g

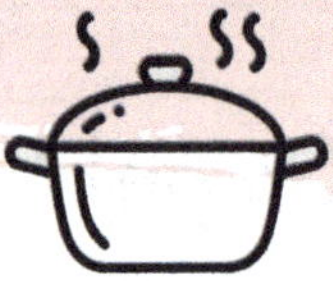

So geht's:

Zwiebel & Schinken anbraten:
Zwiebel würfeln und mit dem Schinken in einem Topf mit Öl ca. 3 Minuten anbraten, bis beides leicht Farbe bekommt.

Nudeln & Wasser dazugeben:
80 g Nudeln und ca. 250 ml Wasser in den Topf geben. Etwas Salz hinzufügen, aufkochen und bei mittlerer Hitze 12-15 Minuten köcheln lassen, gelegentlich umrühren.

Frischkäse einrühren:
Wenn die Nudeln gar sind und das Wasser fast verkocht ist, den Frischkäse unterrühren. Gut vermengen, bis alles schön cremig ist.

Abschmecken & servieren:
Mit Pfeffer würzen und direkt servieren. Optional mit Rucola oder Käse toppen.

Tipp für Anfänger:
Frischkäse mit Kräutern oder Knoblauch bringt noch mehr Geschmack ins Gericht. Funktioniert auch super mit klein geschnittenen Würstchen oder vegetarischem Schinken-Ersatz.

Mac & Cheese

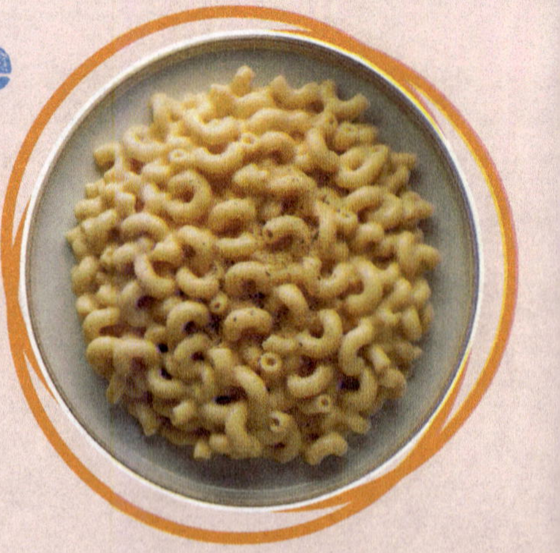

Zutaten:

80 g kurze Nudeln (z. B. Makkaroni, Hörnchen, Fusilli)
200 ml Milch
1 kleine Handvoll geriebener Käse (z. B. Cheddar oder Gouda)
1 TL Butter
1 TL Mehl
Salz & Pfeffer nach Geschmack
Optional: Paprikapulver, Senf, Muskat oder ein Spritzer Zitronensaft für mehr Geschmack

Portionen: 1 Zubereitung: ca. 20 Min. Schwierigkeit: Einfach

Nährwerte (ca.): Kalorien: 530 kcal, Eiweiß: 22 g, Kohlenhydrate: 52 g, Fett: 26 g, Zucker: 8 g, Ballaststoffe: 2 g

So geht's:

Butter & Mehl erhitzen:
Butter in einem kleinen Topf schmelzen, Mehl einrühren und unter Rühren ca. 1 Minute anschwitzen – es entsteht eine helle Mehlschwitze.

Milch & Nudeln dazugeben:
Milch langsam unter Rühren dazugießen, dann die ungekochten Nudeln direkt mit in den Topf geben. Aufkochen lassen und bei mittlerer Hitze ca. 10–12 Minuten köcheln, bis die Nudeln gar und die Sauce angedickt ist.

Käse einrühren:
Geriebenen Käse unterheben, bis er komplett geschmolzen ist und die Sauce richtig cremig wird.

Abschmecken & servieren:
Mit Salz, Pfeffer und – wenn du magst – etwas Paprikapulver oder Senf abschmecken. Warm genießen!

Tipp für Anfänger:
Du willst's noch schneller? Dann nimm statt Butter & Mehl einfach 1 EL Frischkäse – einfach mit der Milch und den Nudeln einkochen und dann Käse unterrühren. Funktioniert super!

Risotto mit Champignons

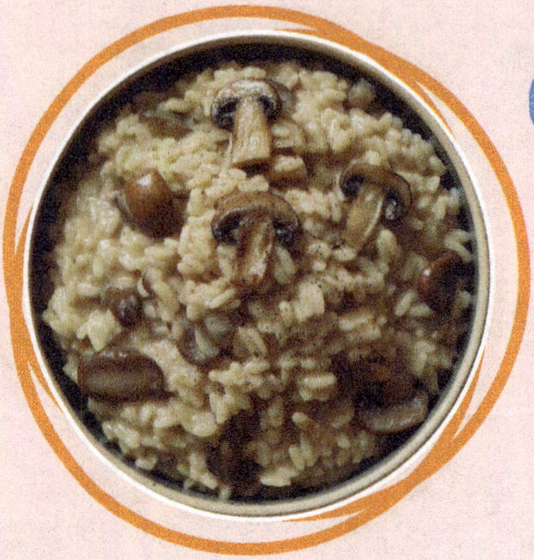

Zutaten:

70 g Risottoreis (z. B. Arborio)
100 g Champignons
1 kleine Zwiebel
400 ml Gemüsebrühe
1 TL Öl oder Butter

Salz & Pfeffer nach Geschmack
Optional: Parmesan, frische Kräuter, ein Schuss Weißwein, ein Löffel Frischkäse für extra Cremigkeit

Portionen: 1 Zubereitung: ca. 30 Min. Schwierigkeit: Mittel

Nährwerte (ca.): Kalorien: 460 kcal, Eiweiß: 10 g, Kohlenhydrate: 60 g, Fett: 18 g, Zucker: 4 g, Ballaststoffe: 3 g

So geht's:

Vorbereiten:
Zwiebel fein würfeln, Champignons in Scheiben schneiden.

Anbraten:
Öl oder Butter in einem Topf erhitzen. Zwiebel und Champignons darin ca. 3-4 Minuten anbraten, bis alles leicht gebräunt ist.

Reis dazugeben:
Risottoreis einrühren und kurz mit anschwitzen, bis er leicht glasig ist.

Brühe nach und nach zugeben:
Einen Teil der Brühe (ca. 100 ml) dazugeben, umrühren und einkochen lassen. Dann immer wieder Brühe nachgießen, konstant rühren und einkochen lassen, bis der Reis weich und cremig ist - das dauert ca. 20 Minuten.

Abschmecken & servieren:
Mit Salz und Pfeffer würzen. Optional mit Parmesan oder einem Löffel Frischkäse verfeinern.

Tipp für Anfänger:
Kein Parmesan da? Ein Löffel Frischkäse oder Hafersahne macht das Risotto auch schön cremig. Du kannst statt Champignons auch Zucchini oder Erbsen nehmen – was der Kühlschrank gerade hergibt!

Linsentopf mit Karotte & Curry

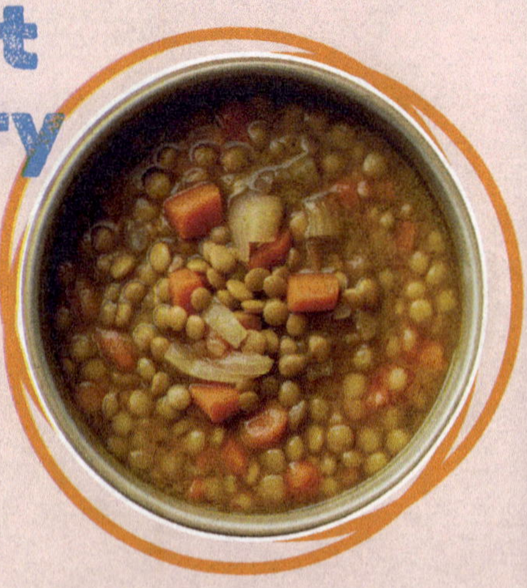

Zutaten:

- 60 g rote Linsen
- 1 mittelgroße Karotte
- 1 kleine Zwiebel
- 300 ml Gemüsebrühe
- 1 TL Currypulver

Salz & Pfeffer nach Geschmack
Optional: etwas Kokosmilch oder ein Spritzer Zitronensaft, Koriander oder frischer Spinat zum Schluss

Portionen: 1 **Zubereitung:** ca. 30 Min. **Schwierigkeit:** Einfach

Nährwerte (ca.): Kalorien: 350 kcal, Eiweiß: 19 g, Kohlenhydrate: 38 g, Fett: 9 g, Zucker: 7 g, Ballaststoffe: 10 g

So geht's:

Vorbereitung:
Zwiebel fein würfeln, Karotte in kleine Stücke schneiden.

Anbraten & würzen:
In einem kleinen Topf etwas Öl erhitzen. Zwiebel und Karotte 2-3 Minuten anschwitzen. Currypulver dazugeben und kurz mitrösten, damit es sein Aroma entfaltet.

Linsen & Brühe dazugeben:
Linsen und Brühe einrühren. Alles aufkochen lassen und bei mittlerer Hitze ca. 20 Minuten köcheln, bis Linsen weich sind.

Abschmecken & servieren:
Mit Salz und Pfeffer würzen. Optional mit etwas Kokosmilch verfeinern oder mit Zitronensaft abrunden.

Tipp für Anfänger:
Je länger der Eintopf steht, desto besser schmeckt er – perfekt zum Vorkochen! Du kannst ihn auch mit Reis oder einem Löffel Joghurt servieren.

Gnocchi mit Spinat & Sahne

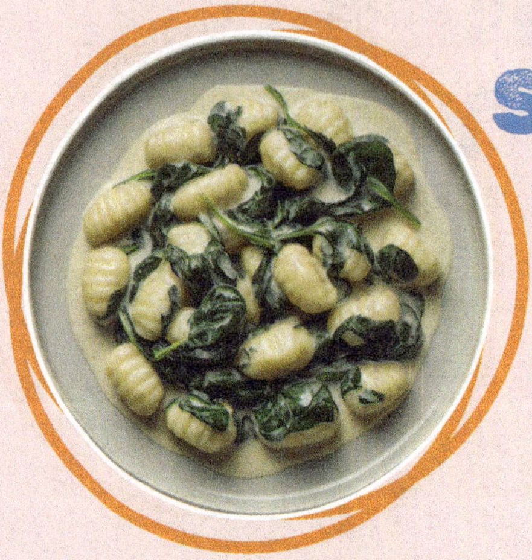

Zutaten:

- 200 g Gnocchi (aus dem Kühlregal)
- 1 Handvoll TK-Blattspinat
- 100 ml Sahne oder Kochsahne
- 50 ml Wasser
- 1 TL Öl oder Butter
- Salz & Pfeffer nach Geschmack
- Optional: Knoblauch, geriebener Käse, Muskatnuss oder ein Spritzer Zitronensaft

Portionen: 1 Zubereitung: ca. 20 Min. Schwierigkeit: Einfach

Nährwerte (ca.): Kalorien: 520 kcal, Eiweiß: 15 g, Kohlenhydrate: 55 g, Fett: 25 g, Zucker: 3 g, Ballaststoffe: 5 g

So geht's:

Gnocchi anbraten:
Öl oder Butter in einer tiefen Pfanne oder einem Topf erhitzen. Gnocchi darin ca. 4-5 Minuten rundherum leicht anbraten, bis sie etwas Farbe bekommen.

Spinat & Flüssigkeit dazugeben:
TK-Spinat (muss nicht aufgetaut sein), Sahne und Wasser zu den Gnocchi geben. Alles gut verrühren.

Köcheln lassen:
Bei mittlerer Hitze ca. 8-10 Minuten köcheln lassen, bis die Gnocchi weich und der Spinat aufgetaut ist. Zwischendurch umrühren. Wenn es zu dick wird, etwas Wasser nachgießen.

Abschmecken & servieren:
Mit Salz, Pfeffer und nach Wunsch etwas geriebenem Käse oder Muskat abschmecken - direkt warm servieren!

Tipp für Anfänger:
Auch lecker mit Pilzen, Tomaten oder einem Löffel Pesto! Du willst's proteinreicher? Einfach etwas Frischkäse oder ein Ei einrühren.

Pasta Bolognese

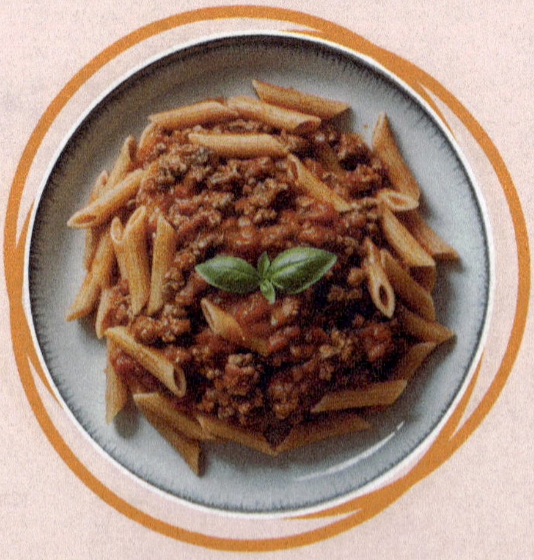

Zutaten:

100 g Hackfleisch (Rind oder gemischt)
80 g kurze Nudeln (z. B. Penne oder Fusilli)
200 ml passierte Tomaten
100 ml Wasser
1 TL Öl

Salz & Pfeffer nach Geschmack
Optional: Zwiebel, Knoblauch, italienische Kräuter oder etwas geriebener Käse

Portionen: 1 **Zubereitung:** ca. 25 Min. **Schwierigkeit:** Einfach

Nährwerte (ca.): Kalorien: 550 kcal, Eiweiß: 30 g, Kohlenhydrate: 45 g, Fett: 28 g, Zucker: 5 g, Ballaststoffe: 3 g

So geht's:

Hackfleisch anbraten:
Öl in einem Topf erhitzen. Hackfleisch darin ca. 4–5 Minuten krümelig anbraten, bis es leicht gebräunt ist.

Pasta & Flüssigkeit dazugeben:
Nudeln, passierte Tomaten und Wasser direkt zum Fleisch geben, gut umrühren.

Köcheln lassen:
Alles bei mittlerer Hitze 12–15 Minuten köcheln lassen, bis die Nudeln gar sind. Dabei regelmäßig umrühren, damit nichts klebt. Bei Bedarf etwas mehr Wasser hinzufügen.

Abschmecken & servieren:
Mit Salz und Pfeffer würzen. Wer mag, streut noch etwas Käse drüber – fertig!

Tipp für Anfänger:
Für mehr Gemüse kannst du einfach noch fein gewürfelte Möhre, Zucchini oder TK-Erbsen mitkochen. Oder du tauschst einen Teil der passierten Tomaten gegen einen Löffel Frischkäse – für eine cremige Bolognese-Variante.

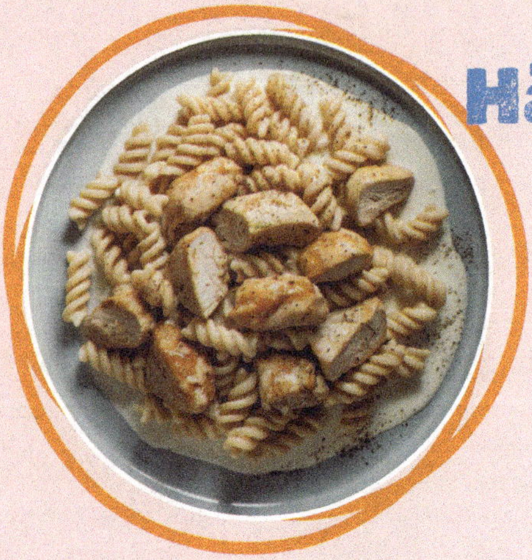

Pasta mit Hähnchen & Sahne

Zutaten:

- 100 g Hähnchenbrust
- 80 g kurze Nudeln (z. B. Penne, Hörnchen, Fusilli)
- 150 ml Sahne oder Kochsahne
- 100 ml Wasser oder Brühe
- 1 TL Öl

Salz & Pfeffer nach Geschmack
Optional: etwas Parmesan, Knoblauch, TK-Erbsen, Muskat oder italienische Kräuter

Portionen: 1 **Zubereitung:** ca. 25 Min. **Schwierigkeit:** Einfach

Nährwerte (ca.): Kalorien: 540 kcal, Eiweiß: 35 g, Kohlenhydrate: 48 g, Fett: 24 g, Zucker: 3 g, Ballaststoffe: 2 g

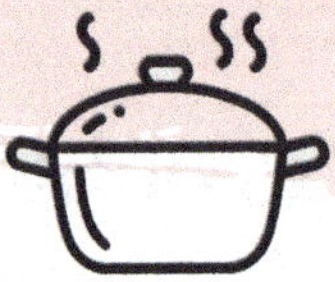

So geht's:

Hähnchen anbraten:
Hähnchenbrust in kleine Würfel schneiden. In einem mittelgroßen Topf mit Öl ca. 4-5 Minuten anbraten, bis es schön goldbraun ist.

Pasta & Flüssigkeit dazugeben:
Nudeln, Sahne und Wasser oder Brühe direkt mit in den Topf geben. Alles gut umrühren.

Köcheln lassen:
Aufkochen, dann bei mittlerer Hitze ca. 12–15 Minuten köcheln lassen, bis die Nudeln gar sind. Zwischendurch immer wieder umrühren, damit nichts am Boden klebt. Falls nötig, etwas mehr Wasser nachgießen.

Abschmecken & servieren:
Mit Salz und Pfeffer würzen. Wer's noch cremiger mag, kann einen Löffel Frischkäse oder etwas geriebenen Käse unterrühren.

Tipp für Anfänger:
Funktioniert auch super mit Speck, Schinken oder einem Klecks Senf für mehr Würze. Du willst Gemüse reinbringen? Einfach ein paar TK-Erbsen oder Brokkoliröschen die letzten 5 Minuten mitkochen.

Reistopf mit Chorizo & Paprika

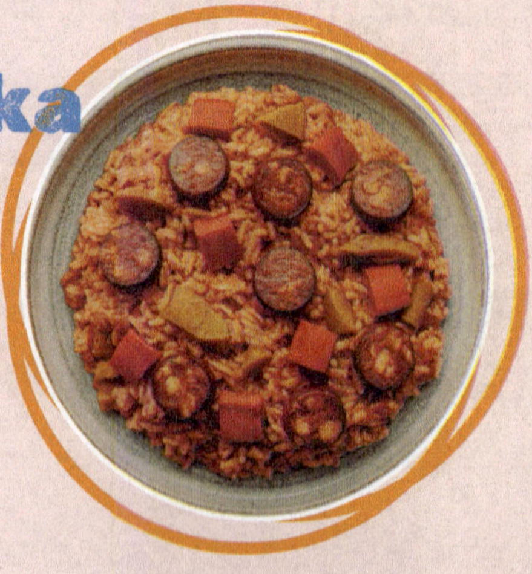

Zutaten:

- 60 g Reis (am besten Langkorn oder Parboiled)
- 50 g Chorizo (in Scheiben oder Würfeln)
- ½ Paprika (rot oder gelb)
- 200 ml passierte Tomaten
- 1 TL Öl

Salz & Pfeffer nach Geschmack
Optional: Chiliflocken, Zwiebel, Knoblauch oder frische Petersilie

Portionen: 1 | **Zubereitung:** ca. 25 Min. | **Schwierigkeit:** Einfach

Nährwerte (ca.): Kalorien: 520 kcal, Eiweiß: 20 g, Kohlenhydrate: 45 g, Fett: 28 g, Zucker: 6 g, Ballaststoffe: 4 g

So geht's:

Chorizo anbraten:
Öl in einem Topf erhitzen. Chorizo darin 2–3 Minuten anbraten, bis sie leicht knusprig ist und ihr Aroma abgibt.

Paprika dazugeben:
Paprika in kleine Würfel schneiden und kurz mitbraten.

Reis & Tomaten einrühren:
Reis und passierte Tomaten hinzufügen, gut umrühren. Dann ca. 100 ml Wasser dazugeben.

Köcheln lassen:
Alles aufkochen, dann bei mittlerer Hitze ca. 20 Minuten zugedeckt köcheln lassen, bis der Reis weich ist. Gelegentlich umrühren und bei Bedarf etwas Wasser nachgießen.

Abschmecken & servieren:
Mit Salz, Pfeffer und (wer mag) etwas Chili oder Paprikapulver abschmecken.

Tipp für Anfänger:
Wenn du es richtig scharf magst, gib noch ein paar Chiliflocken oder eine Prise Cayennepfeffer dazu. Auch super: vor dem Servieren einen Klecks Naturjoghurt oder etwas Rucola obendrauf.

Toast-Auflauf mit Ei

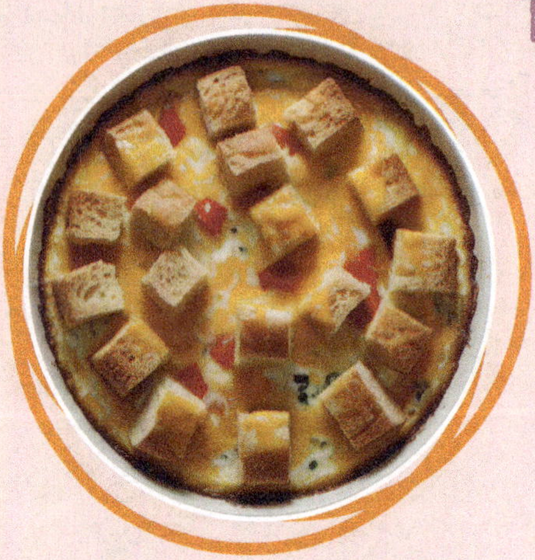

Zutaten:

2 Scheiben Toastbrot
2 Eier
1 kleine Paprika
30 g geriebener Käse
2 EL Milch

Salz & Pfeffer nach Geschmack
Optional: Tomate, Frühlingszwiebel, Schinkenwürfel, Kräuter

Portionen: 1 Zubereitung: ca. 10 Min. + 25 Min. Schwierigkeit: Einfach

Nährwerte (ca.): Kalorien: 430 kcal, Eiweiß: 22 g, Kohlenhydrate: 24 g, Fett: 25 g, Zucker: 5 g, Ballaststoffe: 3 g

So geht's:

Toast & Gemüse vorbereiten:
Toast in Würfel schneiden, Paprika fein würfeln. Beides in eine kleine, leicht gefettete Auflaufform geben.

Eiermasse anrühren:
Eier mit Milch, Salz & Pfeffer verquirlen. Über die Toast-Gemüse-Mischung gießen.

Käse drauf & ab in den Ofen:
Mit geriebenem Käse bestreuen. Bei 180 °C (Ober-/Unterhitze) ca. 25 Minuten backen, bis alles gestockt und goldbraun ist.

Tipp für Anfänger:
Auch perfekt für Reste: Du kannst den Toast durch Brötchen oder Croissants ersetzen und das Gemüse nach Lust & Kühlschranklage variieren.

Tortilla-Auflauf mit Hack

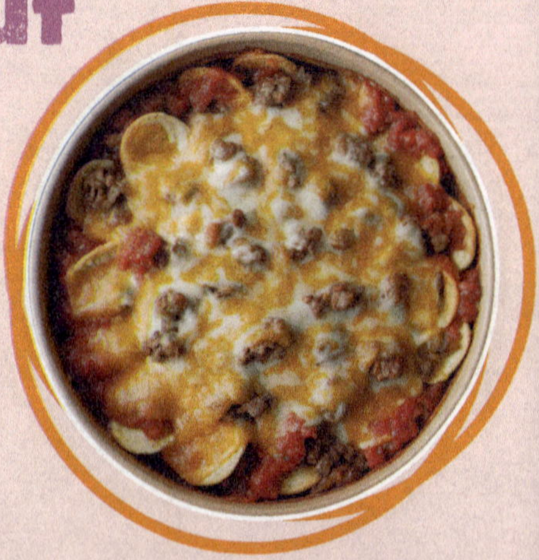

Zutaten:

2 kleine Tortillas (z. B. Weizen)
150 g Hackfleisch
150 ml Salsa (aus dem Glas)
1 kleine Zwiebel
40 g geriebener Käse

Salz & Pfeffer nach Geschmack
Optional: Mais, Jalapeños, Paprika, saure Sahne, Guacamole

Portionen: 1 **Zubereitung:** ca. 15 Min. + 20 Min. **Schwierigkeit:** Einfach

Nährwerte (ca.): Kalorien: 620 kcal, Eiweiß: 34 g, Kohlenhydrate: 32 g, Fett: 38 g, Zucker: 7 g, Ballaststoffe: 4 g

So geht's:

Füllung anbraten:
Zwiebel fein hacken und mit dem Hackfleisch in einer Pfanne ca. 5-6 Min. braten. Leicht salzen. Dann Salsa einrühren und 2 Minuten köcheln lassen.

Auflauf schichten:
In eine kleine Auflaufform abwechselnd Tortillas und Hackfleischmasse schichten (wie bei Lasagne). Mit Käse abschließen.

Backen:
Im vorgeheizten Ofen bei 200 °C (Ober-/Unterhitze) ca. 20 Minuten backen, bis der Käse geschmolzen und leicht gebräunt ist.

Tipp für Anfänger:
Für mehr Schärfe: Jalapeños oder Chiliflocken dazu. Für die Light-Version kannst du mageres Rinderhack und fettreduzierten Käse verwenden.

Kartoffelgratin mit Käse

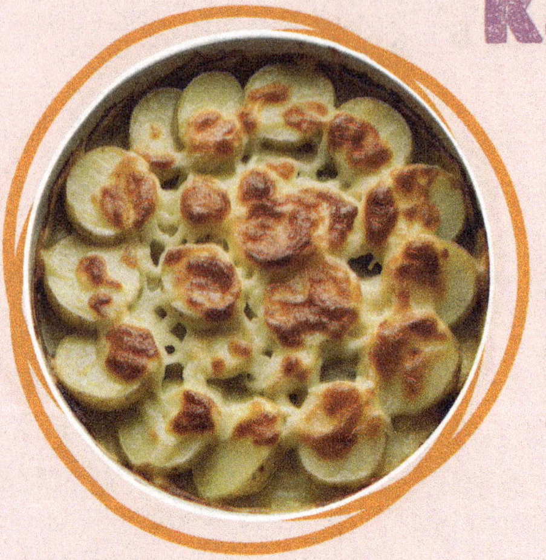

Zutaten:

- 2 mittelgroße Kartoffeln
- 100 ml Sahne oder Kochsahne
- 40 g geriebener Käse (z. B. Gouda oder Emmentaler)
- ½ Knoblauchzehe (optional)
- 1 TL Butter für die Form

Salz & Pfeffer nach Geschmack
Optional: Muskat, Rosmarin, Frühlingszwiebeln oder Schinkenwürfel

Portionen: 1 | Zubereitung: ca. 15 Min. + 30 Min. | Schwierigkeit: Einfach

Nährwerte (ca.): Kalorien: 480 kcal, Eiweiß: 14 g, Kohlenhydrate: 40 g, Fett: 28 g, Zucker: 3 g, Ballaststoffe: 4 g

So geht's:

Vorbereiten:
Backofen auf 180 °C (Ober-/Unterhitze) vorheizen. Eine kleine Auflaufform mit Butter einfetten. Kartoffeln schälen und in dünne Scheiben schneiden (ca. 2-3 mm dick).

Schichten:
Kartoffelscheiben dachziegelartig in die Form legen. Zwischendurch salzen und pfeffern. Wer mag, reibt etwas Knoblauch in die Form.

Sahne & Käse:
Sahne gleichmäßig über die Kartoffeln gießen. Zum Schluss mit Käse bestreuen.

Backen:
Gratin im vorgeheizten Ofen 30-35 Minuten backen, bis die Kartoffeln weich und der Käse goldbraun ist.

Tipp für Anfänger:
Du kannst das Gratin super aufpeppen – z. B. mit Zucchini, Schinkenwürfeln oder ein paar Kräutern. Auch lecker mit etwas Senf oder Frischkäse in der Sahne!

Nudelauflauf mit Schinken

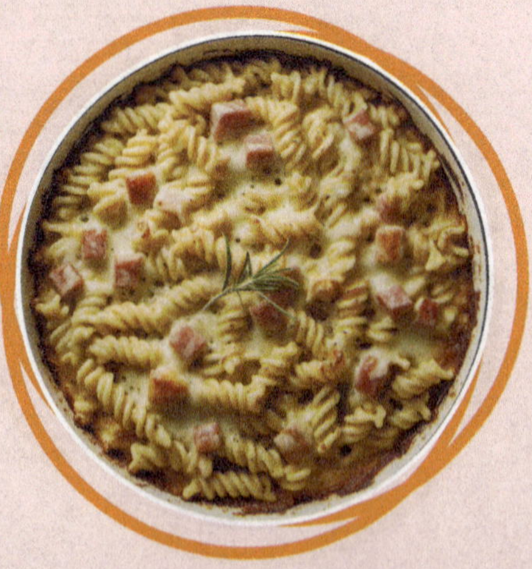

Zutaten:

80 g Nudeln (z. B. Penne, Fusilli)
1 Scheibe gekochter Schinken
100 ml Sahne oder Kochsahne
40 g geriebener Käse (z. B. Gouda, Emmentaler)
1 TL Öl oder Butter für die Form

Salz & Pfeffer nach Geschmack
Optional: TK-Erbsen, Paprika, Frühlingszwiebeln, Muskat oder Senf

Portionen: 1 Zubereitung: ca. 10 Min. + 20 Min. Schwierigkeit: Einfach

Nährwerte (ca.): Kalorien: 530 kcal, Eiweiß: 25 g, Kohlenhydrate: 45 g, Fett: 28 g, Zucker: 3 g, Ballaststoffe: 3 g

So geht's:

Vorbereiten:
Ofen auf 180 °C (Ober-/Unterhitze) vorheizen. Nudeln in Salzwasser nach Packungsanleitung al dente vorkochen und abgießen. Eine kleine Auflaufform einfetten.

Mischen:
Schinken in kleine Stücke schneiden. Gekochte Nudeln mit Schinken, Sahne und der Hälfte des Käses vermengen. Mit Salz und Pfeffer würzen.

In die Form geben & überbacken:
Alles in die Auflaufform füllen, mit restlichem Käse bestreuen und im Ofen 20–25 Minuten backen, bis der Käse goldgelb ist.

Tipp für Anfänger:
Du kannst super Restnudeln vom Vortag verwenden. Oder ersetze den Schinken durch Salami, Gemüse oder Tofu – ganz nach dem, was dein Kühlschrank hergibt!

Bacon Ranch Chicken

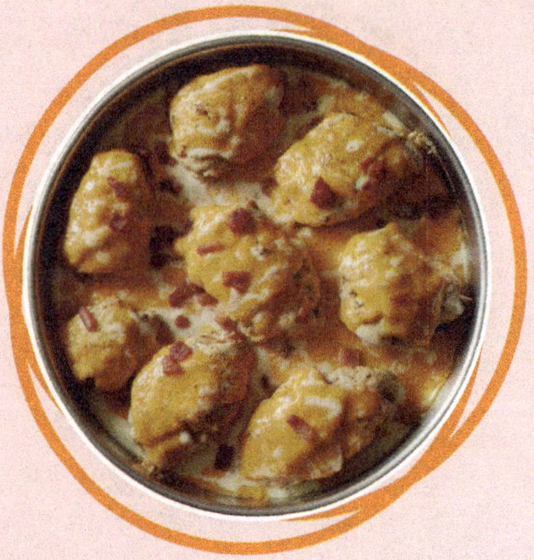

Zutaten:

1 Hähnchenbrustfilet
2 kleine Kartoffeln
2 Streifen Bacon (Frühstücksspeck)
40 g geriebener Käse
2 EL Ranch-Dressing (oder Sahne mit Knoblauch & Kräutern)

Salz & Pfeffer nach Geschmack
Optional: Zwiebeln, Frühlingszwiebeln, Mais oder TK-Erbsen

Portionen: 1 Zubereitung: ca. 15 Min. + 30 Min. Schwierigkeit: Einfach

Nährwerte (ca.): Kalorien: 610 kcal, Eiweiß: 45 g, Kohlenhydrate: 25 g, Fett: 35 g, Zucker: 2 g, Ballaststoffe: 3 g

So geht's:

Vorbereiten:
Backofen auf 180 °C (Ober-/Unterhitze) vorheizen. Auflaufform einfetten. Kartoffeln in dünne Scheiben schneiden. Hähnchen in mundgerechte Stücke schneiden.

Schichten:
Kartoffelscheiben gleichmäßig in die Form geben, leicht salzen. Hähnchenstücke darauf verteilen. Mit Ranch-Dressing (oder gewürzter Sahne) übergießen.

Bacon & Käse:
Bacon klein schneiden und über das Hähnchen streuen. Anschließend mit Käse bestreuen.

Backen:
Alles ca. 30-35 Minuten im Ofen überbacken, bis das Hähnchen durch und der Käse goldbraun ist. Ggf. am Ende 5 Min. grillen für extra Knusprigkeit.

Tipp für Anfänger:
Kein Ranch-Dressing zur Hand? Mische einfach Sahne mit etwas Knoblauchpulver, Zwiebelpulver und italienischen Kräutern – ergibt fast den gleichen Geschmack. Auch lecker mit Süßkartoffeln oder Brokkoli statt Kartoffeln!

Hackbällchen in Tomatensauce

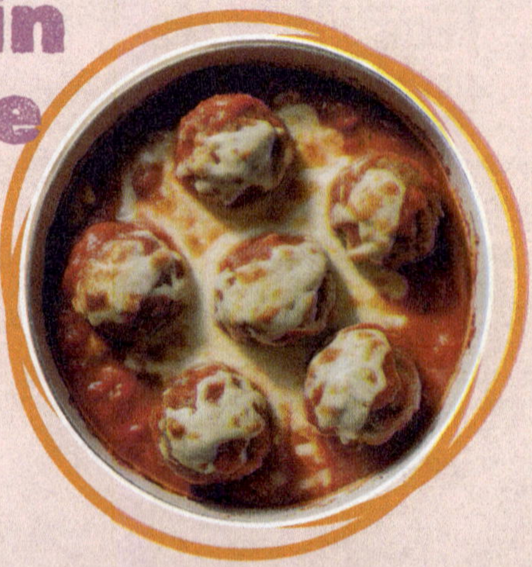

Zutaten:

- 150 g gemischtes Hackfleisch
- 200 ml passierte Tomaten
- 1 Scheibe Toastbrot oder 2 EL Paniermehl
- 1 kleines Ei
- 40 g geriebener Käse

Salz & Pfeffer nach Geschmack
Optional: italienische Kräuter, Knoblauch, Zwiebel, Chili, Basilikum

Portionen: 1 | Zubereitung: ca. 15 Min. + 25 Min. | Schwierigkeit: Einfach

Nährwerte (ca.): Kalorien: 530 kcal, Eiweiß: 38 g, Kohlenhydrate: 12 g, Fett: 35 g, Zucker: 4 g, Ballaststoffe: 2 g

So geht's:

Ofen vorheizen:
Auf 180 °C (Ober-/Unterhitze) einstellen. Eine kleine Auflaufform leicht einfetten.

Hackmasse zubereiten:
Hackfleisch mit Ei, Paniermehl (oder eingeweichtem Toast) sowie Salz und Pfeffer vermengen. Wer mag, gibt noch Kräuter oder fein gehackte Zwiebel dazu.

Bällchen formen & in die Form geben:
Aus der Masse 5–6 kleine Bällchen formen und in die Form setzen.

Tomatensauce & Käse:
Passierte Tomaten darüber gießen und mit Käse bestreuen.

Backen:
Im Ofen ca. 25–30 Minuten backen, bis die Hackbällchen durchgegart und der Käse schön goldbraun ist.

Tipp für Anfänger:
Dazu passt Reis, Brot oder einfach ein grüner Salat. Du kannst die Tomatensauce auch mit einem Löffel Frischkäse oder Pesto verfeinern – macht's noch cremiger und würziger.

Überbackene Wraps

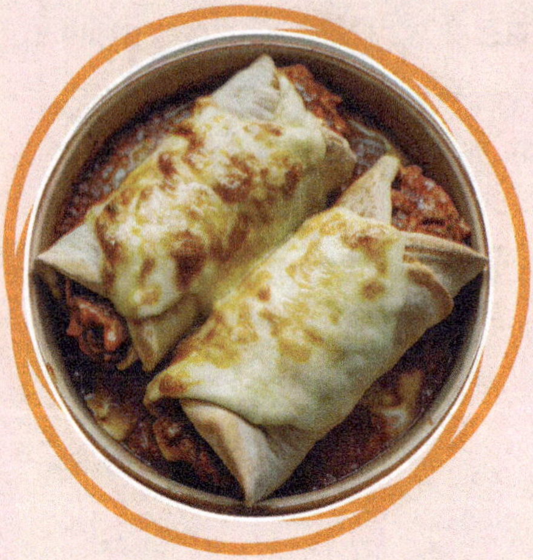

Zutaten:

- 2 kleine Weizentortillas (Wraps)
- 150 g Hackfleisch (z. B. Rind oder gemischt)
- 150 ml passierte Tomaten
- 40 g geriebener Käse
- 1 TL Öl

Salz & Pfeffer nach Geschmack
Optional: Mais, Bohnen, Jalapeños, Gewürze (z. B. Paprika, Chili), Schmand zum Dippen

Portionen: 1 - 2 Zubereitung: ca. 15 Min. + 20 Min. Schwierigkeit: Einfach

Nährwerte (ca.): Kalorien: 620 kcal, Eiweiß: 36 g, Kohlenhydrate: 30 g, Fett: 38 g, Zucker: 4 g, Ballaststoffe: 3 g

So geht's:

Füllung vorbereiten:
Öl in einer Pfanne erhitzen. Hackfleisch darin 5-6 Minuten krümelig braten. Passierte Tomaten dazugeben, mit Salz & Pfeffer würzen. Kurz einkochen lassen.

Wraps füllen & rollen:
Die Hackfleischmasse mittig auf den Wraps verteilen, einrollen und mit der Naht nach unten in eine leicht gefettete Auflaufform legen.

Überbacken:
Mit Käse bestreuen und im vorgeheizten Ofen bei 180 °C (Ober-/Unterhitze) ca. 20 Minuten backen, bis der Käse goldbraun ist.

Tipp für Anfänger:
Du kannst die Wraps auch mit vegetarischer Füllung machen – z. B. mit gebratenem Gemüse, Bohnen und Feta. Und wenn noch was übrig bleibt: am nächsten Tag kalt oder kurz aufgewärmt genießen!

Ofengemüse mit Feta

Zutaten:

1 kleine Zucchini
1 Paprika (rot oder gelb)
½ rote Zwiebel
80 g Feta
1 EL Olivenöl

Salz & Pfeffer nach Geschmack
Optional: Rosmarin, Thymian, Knoblauch, Kirschtomaten, Kürbis, Süßkartoffel

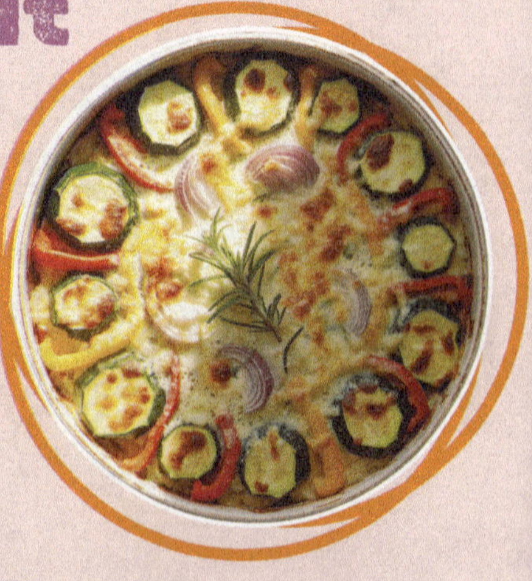

Portionen: 1 **Zubereitung:** ca. 10 Min. + 25 Min. **Schwierigkeit:** Einfach

Nährwerte (ca.): Kalorien: 370 kcal, Eiweiß: 11 g, Kohlenhydrate: 18 g, Fett: 27 g, Zucker: 10 g, Ballaststoffe: 6 g

So geht's:

Ofen vorheizen:
Backofen auf 200 °C (Ober-/Unterhitze) vorheizen.

Gemüse schneiden:
Zucchini, Paprika und Zwiebel in grobe Stücke schneiden. Alles in eine Auflaufform oder auf ein Backblech geben.

Würzen & Öl dazu:
Mit Olivenöl beträufeln, salzen, pfeffern und gut vermengen. Wer mag, kann Kräuter oder Knoblauch hinzufügen.

Backen:
Gemüse ca. 20 Minuten im Ofen backen. Dann Feta grob darüber bröseln und weitere 5-10 Minuten mitbacken, bis er leicht gebräunt ist.

Tipp für Anfänger:
Du kannst auch Tiefkühlgemüse verwenden, wenn's schnell gehen muss. Schmeckt auch super mit einem Dip (z. B. Joghurt mit Kräutern) oder etwas Couscous, wenn du's sättigender willst.

Gefüllte Paprika mit Couscous

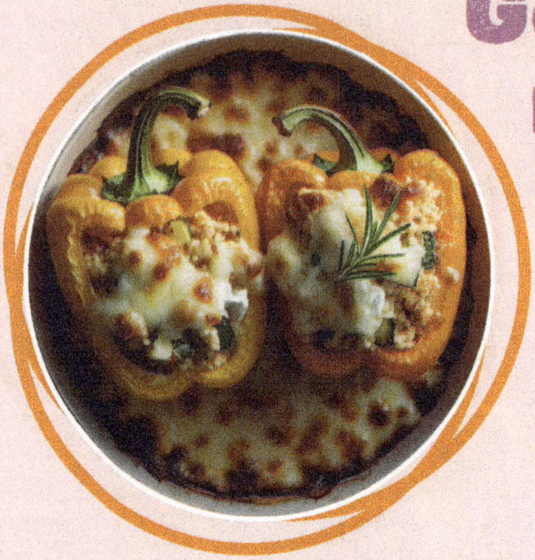

Zutaten:

- 1 große Paprika
- 40 g Couscous
- 80 g Feta
- ½ Zucchini
- 200 ml Gemüsebrühe oder heißes Wasser mit etwas Salz

- Salz & Pfeffer nach Geschmack
- Optional: Frühlingszwiebeln, Kirschtomaten, Minze, Zitronensaft oder Oliven

Portionen: 1 Zubereitung: ca. 15 Min. + 25 Min. Schwierigkeit: Einfach

Nährwerte (ca.): Kalorien: 420 kcal,, Eiweiß: 16 g, Kohlenhydrate: 30 g, Fett: 25 g, Zucker: 7 g, Ballaststoffe: 6 g

So geht's:

Paprika vorbereiten:
Ofen auf 200 °C (Ober-/Unterhitze) vorheizen. Paprika waschen, oben aufschneiden, entkernen und in eine kleine Auflaufform stellen.

Couscous quellen lassen:
Couscous mit heißer Brühe übergießen, 5 Minuten abgedeckt quellen lassen, dann mit einer Gabel auflockern.

Füllung mischen:
Zucchini klein würfeln, Feta zerbröseln und beides mit dem Couscous vermengen. Nach Geschmack salzen und pfeffern.

Paprika füllen & backen:
Die Füllung in die Paprika geben. Etwas Wasser oder Brühe in die Form geben, damit sie nicht austrocknet. Im Ofen 25-30 Minuten backen, bis die Paprika weich ist.

Tipp für Anfänger:
Wenn du es frischer magst, kannst du nach dem Backen etwas Zitronensaft oder frische Kräuter darüber geben. Du kannst die Paprika auch halbieren und die Hälften befüllen – sieht hübsch aus und gart schneller.

Brokkoli-Auflauf

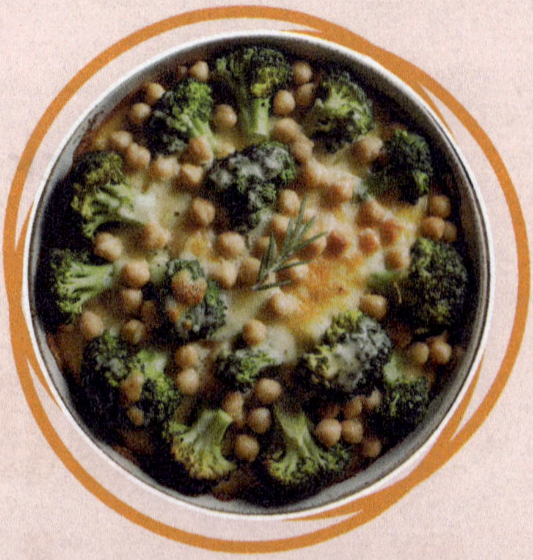

Zutaten:

150 g Brokkoli (frisch oder TK)
100 g Kichererbsen (gekocht, z. B. aus der Dose)
2 EL Schmand oder Frischkäse
40 g geriebener Käse
1 TL Öl

Salz & Pfeffer nach Geschmack
Optional: Zwiebel, Paprikapulver, Senf, Knoblauch, Chili

Portionen: 1 Zubereitung: ca. 10 Min. + 25 Min. Schwierigkeit: Einfach

Nährwerte (ca.): Kalorien: 440 kcal, Eiweiß: 22 g, Kohlenhydrate: 20 g, Fett: 28 g, Zucker: 5 g, Ballaststoffe: 9 g

So geht's:

Vorbereitung:
Backofen auf 200 °C (Ober-/Unterhitze) vorheizen. Auflaufform leicht einfetten. Brokkoli in Röschen teilen (bei TK vorher auftauen lassen).

Mischen:
Brokkoli, Kichererbsen und Schmand (oder Frischkäse) in der Form vermengen. Mit Salz, Pfeffer und evtl. Gewürzen abschmecken.

Käse drauf:
Mit geriebenem Käse bestreuen und etwas Öl darüber träufeln.

Backen:
Im Ofen ca. 25 Minuten backen, bis der Käse goldbraun ist und der Brokkoli gar ist.

Tipp für Anfänger:
Auch lecker mit einem Spritzer Zitronensaft oder etwas Senf im Schmand für mehr Würze. Wenn du's herzhafter willst, passen auch Speckwürfel gut dazu – dann ist's natürlich nicht mehr vegetarisch.

Snack it like a pro!

Für den kleinen Hunger zwischendurch

Soulfood & Besondere Anlässe

Manchmal braucht man einfach etwas richtig Leckeres, das man in guter Gesellschaft genießen kann - ob als deftiger Klassiker, zum Beeindrucken beim Serienmarathon, zum Teilen mit Freunden oder für besondere Anlässe.

Diese Gerichte machen nicht nur Spaß beim Kochen, sondern sorgen beim Servieren garantiert für Wow-Effekte und strahlende Gesichter.

Cheeseburger Deluxe

Zutaten:

2 fertige Rindfleisch-Patties (frisch oder TK)
2 Burgerbrötchen (z. B. Brioche oder rustikal)
2 Scheiben Schweizer Käse (z. B. Emmentaler oder Gruyère)
2 Eier
1 kleine rote Zwiebel
Salz, Pfeffer, Butter oder Öl zum Braten
Optional: BBQ-Sauce, Rucola,

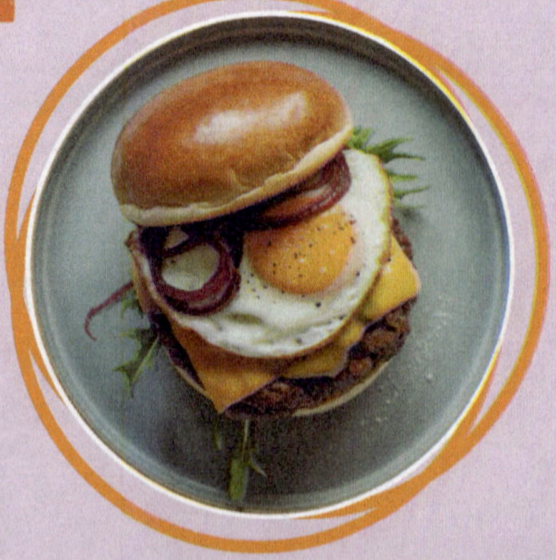

Portionen: 2 | Zubereitung: ca. 25 Min. | Schwierigkeit: Einfach

Nährwerte (ca.): Kalorien: ca. 720 kcal, Eiweiß: 36 g, Kohlenhydrate: 35 g, Fett: 45 g, Zucker: 6 g, Ballaststoffe: 2 g

So geht's:

Zwiebeln karamellisieren:
Zwiebel in dünne Ringe schneiden. In einer Pfanne mit etwas Butter oder Öl bei mittlerer Hitze ca. 8-10 Minuten braten, bis sie weich und leicht gebräunt sind. Gelegentlich umrühren. Leicht salzen.

Patties braten:
Fertige Patties nach Anleitung in der Pfanne braten. In den letzten 1-2 Minuten Schweizer Käse darauflegen und leicht anschmelzen lassen.

Spiegeleier braten:
In einer zweiten Pfanne etwas Öl oder Butter erhitzen. Eier vorsichtig hineinschlagen, bei mittlerer Hitze ca. 3-4 Minuten braten, bis das Eiweiß gestockt und der Dotter noch weich ist. Nach Belieben salzen & pfeffern.

Brötchen toasten:
Brötchen halbieren und mit der Schnittfläche in der Pfanne anrösten.

Burger bauen:
Untere Brötchenhälfte nach Wunsch mit Sauce bestreichen. Dann: Patty mit Käse → karamellisierte Zwiebel → Spiegelei. Mit Extras wie Rucola oder Gewürzgurken verfeinern. Deckel drauf - servieren & genießen!

Tipp für Anfänger:
Für extra Crunch kannst du den Burger vor dem Servieren noch kurz in den Ofen schieben – so wird der Käse perfekt geschmolzen und leicht überbacken, ohne dass das Ei an Saftigkeit verliert.

Chicken Quesadillas

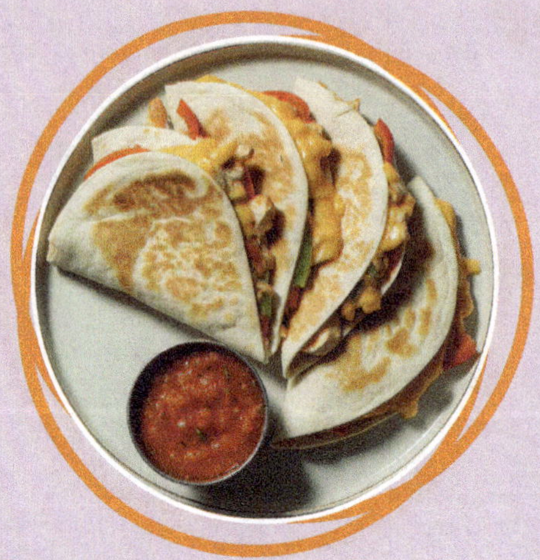

Zutaten:

200 g Hähnchenbrust
1 rote Paprika
100 g geriebener Käse (z. B. Cheddar, Gouda oder eine Mischung)
2 große Weizentortillas
2 EL Frischkäse oder Kräutercreme

Salz, Pfeffer, Öl zum Braten
Optional: Jalapeños, Mais, Koriander, Limette, Sour Cream oder Salsa zum Dippen

Portionen: 2 | Zubereitung: ca. 25 Min. | Schwierigkeit: Einfach

Nährwerte (ca.): Kalorien: 610 kcal, Eiweiß: 35 g, Kohlenhydrate: 28 g, Fett: 38 g, Zucker: 4 g, Ballaststoffe: 3 g

So geht's:

Hähnchen vorbereiten:
Hähnchenbrust in kleine Würfel schneiden, salzen & pfeffern. In etwas Öl bei mittlerer Hitze 6-8 Minuten rundum goldbraun braten. Alternativ kannst du gegartes Hähnchen (z. B. Reste oder Grillhähnchen) klein zupfen.

Gemüse schneiden:
Paprika waschen, entkernen und in feine Würfel schneiden.

Füllung mischen:
Frischkäse auf einer Hälfte jeder Tortilla verstreichen. Hähnchenstücke, Paprika und Käse gleichmäßig darauf verteilen. Die andere Hälfte zuklappen und leicht andrücken.

Quesadillas braten:
Eine große Pfanne ohne Fett erhitzen. Die Quesadillas von beiden Seiten je 2-3 Minuten braten, bis sie außen goldbraun und innen der Käse geschmolzen ist. Herausnehmen und in Dreiecke schneiden.

Servieren:
Auf Tellern anrichten und mit einem Dip wie Sour Cream oder Salsa servieren - perfekt zum Teilen!

Tipp für Anfänger:
Wenn du's schärfer magst: Etwas Chili oder Jalapeños in die Füllung geben. Oder probier's mit BBQ Sauce statt Frischkäse für einen rauchigeren Geschmack!

Burrito mit Rinderhack

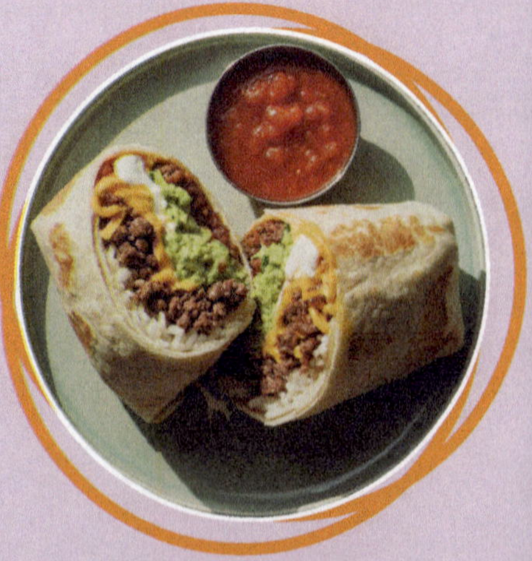

Zutaten:

200 g Rinderhackfleisch
2 große Tortilla-Wraps
100 g Reis (gekocht)
1 Avocado
60 g geriebener Käse (z. B. Cheddar oder Gouda)

Salz, Pfeffer, Öl, evtl. etwas Limettensaft
Optional: Mais, Jalapeños, Bohnen, Salsa, Schmand, Salat, Tomate

Portionen: 2 | Zubereitung: ca. 30 Min. | Schwierigkeit: Mittel

Nährwerte (ca.): Kalorien: 690 kcal, Eiweiß: 32 g, Kohlenhydrate: 45 g, Fett: 40 g, Zucker: 3 g, Ballaststoffe: 6 g

So geht's:

Hackfleisch anbraten:
In einer Pfanne etwas Öl erhitzen. Das Hackfleisch kräftig anbraten, bis es durchgegart und leicht gebräunt ist. Mit Salz & Pfeffer (oder optional etwas Paprika/Cumin) würzen.

Guacamole zubereiten:
Avocado zerdrücken und mit Salz, Pfeffer und etwas Limettensaft verrühren. Optional mit Knoblauch oder Tomate verfeinern.

Wraps vorbereiten:
Tortillas kurz in einer Pfanne oder Mikrowelle erwärmen, damit sie biegsam werden. Das verhindert Risse beim Rollen.

Burritos füllen:
Jeden Wrap zuerst mit einer Schicht Reis belegen, dann Hackfleisch, Käse und Avocadoscheiben oder etwas Guacamole hinzufügen. Optional kannst du den Burrito mit Mais, Salsa, Jalapeños oder frischem Salat ergänzen – ganz nach deinem Geschmack.

Rollen & braten:
Wraps von unten nach oben einschlagen, Seiten einklappen und fest einrollen. In der Pfanne ohne Fett von beiden Seiten goldbraun anbraten – so wird er außen knusprig & innen warm.

Tipp für Anfänger:
Wenn du den Burrito vorbereiten willst: einfach einwickeln und später kurz in der Pfanne oder im Ofen aufwärmen. Oder halbieren und als „Burrito-Tasche" für unterwegs einpacken.

Lasagne mit Ricotta

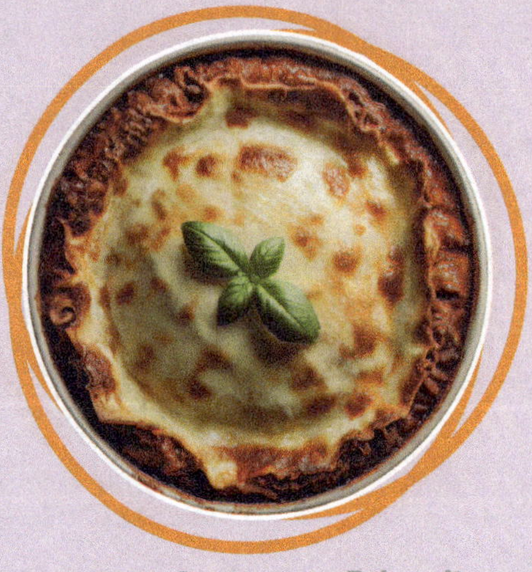

Zutaten:

200 g Rinderhackfleisch
6 Lasagneplatten (ohne Vorkochen)
250 ml passierte Tomaten
150 g Ricotta
60 g geriebener Käse (z. B. Gouda oder Mozzarella)

Salz, Pfeffer, Öl
Optional: Knoblauch, Oregano, Basilikum, Zwiebel oder ein Spritzer Zitronensaft im Ricotta

Portionen: 2 Zubereitung: ca. 25 Min. + 30 Schwierigkeit: Einfach

Nährwerte (ca.): Kalorien: 680 kcal, Eiweiß: 35 g, Kohlenhydrate: 38 g, Fett: 40 g, Zucker: 6 g, Ballaststoffe: 3 g

So geht's:

Hackfleischsoße zubereiten:
Hackfleisch in etwas Öl krümelig anbraten, mit Salz & Pfeffer würzen. Passierte Tomaten zugeben, optional mit Knoblauch oder Oregano verfeinern. Etwa 10 Minuten köcheln lassen.

Ricotta vorbereiten:
Ricotta mit etwas Salz und Pfeffer abschmecken. Optional ein Spritzer Zitronensaft oder ein bisschen getrocknetes Basilikum für mehr Frische.

Lasagne schichten:
In einer kleinen Auflaufform schichtweise:
-etwas Hacksoße
- Lasagneplatten
- Ricotta in Klecksen verteilen
- wiederholen, bis alles aufgebraucht ist
- mit Käse bestreuen

Backen:
Bei 180 °C (Ober-/Unterhitze) ca. 30 Minuten backen, bis die Lasagne schön gebräunt ist.

Tipp für Anfänger:
Die Ricotta-Lasagne schmeckt auch super mit einer Handvoll Babyspinat oder Zucchiniwürfeln zwischen den Schichten – für eine frische Note ohne extra Aufwand.

Pizza selbst gemacht

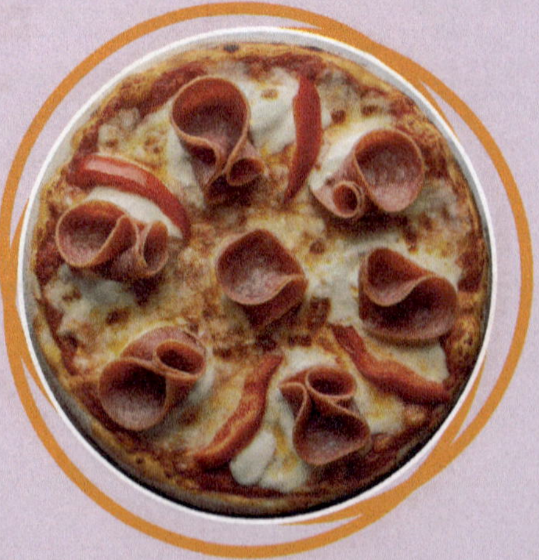

Zutaten:

1 fertiger Pizzateig
100 ml passierte Tomaten (für die Soße)
100 g Mozzarella (gerieben / Scheiben)
1 kleine rote Paprika
6-8 Scheiben Salami

Salz, Pfeffer, italienische Kräuter
Optional: Oliven, Mais, rote Zwiebeln, Chiliflocken oder Rucola nach dem Backen

Portionen: 2 Zubereitung: ca. 15 Min. + 20 Schwierigkeit: Einfach

Nährwerte (ca.): Kalorien: 720 kcal, Eiweiß: 30 g, Kohlenhydrate: 58 g, Fett: 38 g, Zucker: 6 g, Ballaststoffe: 3 g

So geht's:

Ofen vorheizen:
Backofen auf 220 °C Ober-/Unterhitze vorheizen. Ein Backblech mit Backpapier vorbereiten.

Pizzasoße zubereiten:
Passierte Tomaten mit Salz, Pfeffer und italienischen Kräutern abschmecken. Wer mag, gibt etwas Knoblauch oder Olivenöl dazu.

Teig vorbereiten:
Pizzateig ausrollen und auf das Blech legen.

Belegen:
Tomatensoße auf dem Teig verteilen, dann mit Mozzarella, Salami und Paprikastreifen belegen.

Backen:
Pizza ca. 15-20 Minuten backen, bis der Käse geschmolzen und der Rand goldbraun ist.

Tipp für Anfänger:
Wenn du lieber vegetarisch isst: Tausche die Salami gegen gebratene Champignons, Zucchini oder Spinat – und toppe die fertige Pizza mit frischem Rucola und einem Spritzer Zitronensaft.

Steakstreifen in Teriyaki-Sauce

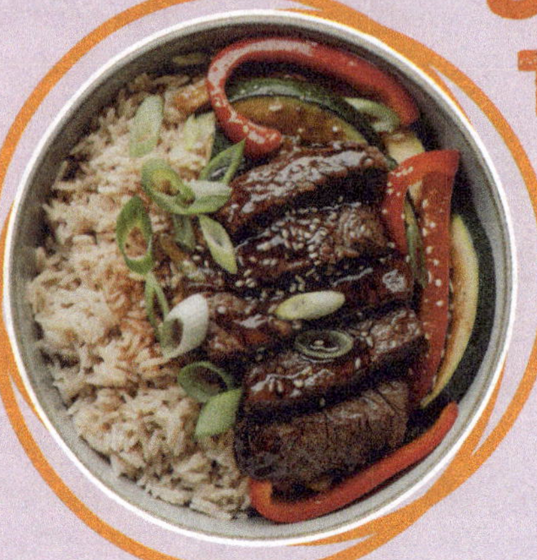

Zutaten:

200 g Rindersteak (z. B. Hüfte oder Rumpsteak)
1 Paprika
1 kleine Zucchini
2-3 EL Teriyaki-Sauce (fertig oder selbstgemacht)
120 g Basmatireis

Salz, Pfeffer, Öl zum Braten
Optional: Sesam, Frühlingszwiebeln, Knoblauch, Chili, Sojasauce

Portionen: 2 Zubereitung: ca. 25 Min. Schwierigkeit: Einfach

Nährwerte (ca.): Kalorien: 540 kcal, Eiweiß: 35 g, Kohlenhydrate: 45 g, Fett: 22 g, Zucker: 8 g, Ballaststoffe: 4 g

So geht's:

Reis kochen:
Reis nach Packungsanleitung garen, dann warm halten.

Steak vorbereiten:
Steak in dünne Streifen schneiden, salzen & pfeffern. In etwas Öl bei hoher Hitze kurz & scharf anbraten (ca. 1-2 Min. pro Seite), dann herausnehmen und beiseitestellen.

Gemüse anbraten:
Paprika und Zucchini in Streifen schneiden. In derselben Pfanne mit etwas Öl 4-5 Minuten anbraten, bis es leicht gebräunt, aber noch bissfest ist.

Sauce & Fleisch dazu:
Teriyaki-Sauce zum Gemüse geben, kurz köcheln lassen. Steakstreifen wieder in die Pfanne geben, gut durchschwenken und 1-2 Minuten ziehen lassen.

Servieren:
Mit dem heißen Reis anrichten und nach Belieben mit Sesam oder Frühlingszwiebeln toppen.

Tipp für Anfänger:
Wenn du keine fertige Teriyaki-Sauce hast, kannst du einfach 2 EL Sojasauce, 1 TL Honig und 1 TL Reisessig oder Zitronensaft mischen – schmeckt fast wie das Original!

Garnelen-Pasta mit Knoblauch

Zutaten:

160 g Pasta (z. B. Tagliatelle oder Linguine)
150 g Garnelen (geschält & entdarmt, frisch oder TK)
1 Knoblauchzehe
½ Chilischote oder ½ TL Chiliflocken
½ Zitrone (Saft & etwas Abrieb)
Salz, Pfeffer, Öl oder Butter zum Braten
Optional: Petersilie, Parmesan, Weißwein oder Frühlingszwiebeln

Portionen: 2 Zubereitung: ca. 20 Min. Schwierigkeit: Einfach

Nährwerte (ca.): Kalorien: 480 kcal, Eiweiß: 28 g, Kohlenhydrate: 45 g, Fett: 18 g, Zucker: 3 g, Ballaststoffe: 3 g

So geht's:

Pasta kochen:
Nudeln in reichlich Salzwasser nach Packungsanleitung al dente kochen. Etwas Nudelwasser aufheben!

Garnelen vorbereiten:
Garnelen ggf. auftauen, trocken tupfen und leicht salzen.

Aromabasis anbraten:
In einer großen Pfanne Öl erhitzen. Knoblauch fein hacken, Chili in Ringe schneiden oder Chiliflocken verwenden. Beides kurz anschwitzen, bis es duftet (nicht zu dunkel!).

Garnelen braten:
Garnelen in die Pfanne geben und 2-3 Minuten pro Seite braten, bis sie rosa sind. Mit Zitronensaft ablöschen, nach Belieben etwas Zitronenabrieb und 2-3 EL Nudelwasser dazugeben.

Pasta unterheben:
Nudeln in die Pfanne geben, gut durchschwenken. Abschmecken und sofort servieren.

Tipp für Anfänger:
Für noch mehr Aroma kannst du die Garnelen vorher in etwas Öl, Knoblauch und Chili marinieren. Ein Spritzer Weißwein passt auch super zur Sauce!

Hähnchenfilet in Honig-Senf-Sauce

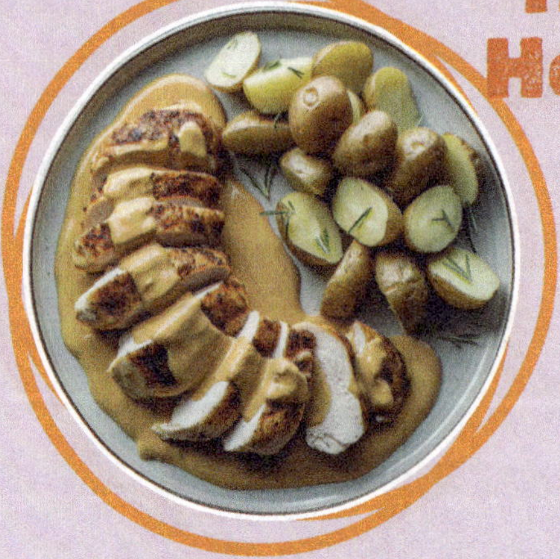

Zutaten:

2 kleine Hähnchenbrustfilets
300 g kleine Kartoffeln
1 EL Honig
1 EL körniger oder mittelscharfer Senf
100 ml Sahne oder Kochsahne

Salz, Pfeffer, Öl zum Braten & Backen
Optional: Rosmarin, Knoblauch, Zitronensaft, Frühlingszwiebeln

Portionen: 2 | Zubereitung: ca. 30 Min. | Schwierigkeit: Einfach

Nährwerte (ca.): Kalorien: 540 kcal, Eiweiß: 38 g, Kohlenhydrate: 30 g, Fett: 28 g, Zucker: 7 g, Ballaststoffe: 4 g

So geht's:

Kartoffeln vorbereiten:
Backofen auf 200 °C (Ober-/Unterhitze) vorheizen. Kartoffeln gut waschen, halbieren und mit etwas Öl, Salz & Pfeffer auf ein Backblech geben. Etwa 25 Minuten im Ofen goldbraun backen.

Hähnchen anbraten:
Hähnchenfilets mit Salz & Pfeffer würzen. In einer Pfanne mit Öl ca. 3–4 Minuten pro Seite goldbraun anbraten. Herausnehmen, warm halten.

Sauce zubereiten:
Im Bratensatz Honig und Senf verrühren, mit Sahne ablöschen und 2–3 Minuten einköcheln lassen. Bei Bedarf mit etwas Zitronensaft oder Wasser verlängern.

Hähnchen in der Sauce:
Fleisch in die Pfanne zurückgeben, in der Sauce wenden und bei niedriger Hitze kurz ziehen lassen, bis es durchgegart ist.

Servieren:
Mit den Ofenkartoffeln anrichten, optional mit frischen Kräutern oder Frühlingszwiebeln garnieren.

Tipp für Anfänger:
Du kannst die Sauce auch ohne Sahne machen – einfach mit etwas Brühe und einem Klecks Frischkäse ersetzen. Oder: Für eine vegetarische Variante Hähnchen durch Halloumi oder Tofu austauschen.

Zitronen-Lachs vom Blech

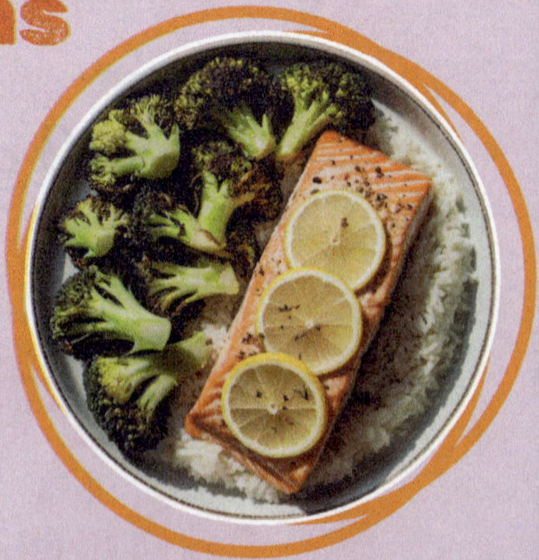

Zutaten:

- 2 Lachsfilets (à ca. 120-150 g, frisch oder TK)
- 150 g Brokkoli (frisch oder TK)
- ½ Zitrone
- 120 g Reis (z. B. Basmati oder Jasmin)
- 1 TL Öl oder Butter

- Salz, Pfeffer, optional Knoblauch oder Kräuter
- Optional: Dill, Frühlingszwiebeln, Chiliflocken oder Sesam

Portionen: 2 Zubereitung: ca. 30 Min. Schwierigkeit: Einfach

Nährwerte (ca.): Kalorien: 520 kcal, Eiweiß: 35 g, Kohlenhydrate: 40 g, Fett: 25 g, Zucker: 3 g, Ballaststoffe: 4 g

So geht's:

Reis kochen:
Reis nach Packungsanleitung in leicht gesalzenem Wasser garen.

Backofen & Lachs vorbereiten:
Backofen auf 200 °C (Ober-/Unterhitze) vorheizen. Lachs auf ein mit Backpapier belegtes Blech legen. Mit Zitronensaft beträufeln, mit Salz, Pfeffer und etwas Öl würzen.

Brokkoli vorbereiten:
Brokkoli in kleine Röschen teilen (TK direkt verwenden) und neben dem Lachs auf dem Blech verteilen. Leicht mit Öl oder Butter einpinseln.

Backen:
Lachs & Brokkoli ca. 15-18 Minuten im Ofen backen, bis der Fisch durch ist und der Brokkoli leicht gebräunt.

Anrichten:
Reis auf Teller verteilen, Lachs und Brokkoli dazugeben. Mit Zitronenscheiben oder frischen Kräutern garnieren.

Tipp für Anfänger:
Für mehr Aroma: Lachs mit einer Knoblauch-Zitronen-Marinade einreiben oder mit einem Klecks Kräuterbutter servieren. Auch super: mit Sesam und Frühlingszwiebeln asiatisch anrichten.

Süß geht immer.

Süße Sachen aus wenigen Zutaten

Nasch dich glücklich

Hier kommt der Nachtisch – oder einfach die kleine Belohnung zwischendurch.

Ob warm, fruchtig oder schokoladig: Diese süßen Rezepte beweisen, dass einfach alles möglich ist.

Sie sind schnell gemacht, himmlisch lecker und garantiert zum Verlieben – perfekt für alle, die es gerne süß mögen.

Schoko-Lava-Kuchen

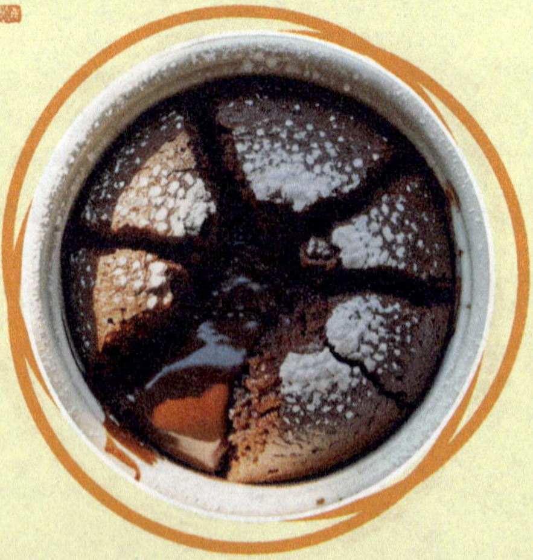

Zutaten:

2 EL Mehl
2 EL Kakaopulver
2 EL Zucker
3 EL Milch
1 TL Öl (z. B. Sonnenblumen- oder Rapsöl)

Optional: 1 Stück Schokolade für den Lava-Kern, Vanillezucker, Zimt, Beeren, Puderzucker

Portionen: 1 | Zubereitung: ca. 5 Min. | Schwierigkeit: Einfach

Nährwerte (ca.): Kalorien: 310 kcal, Eiweiß: 5 g, Kohlenhydrate: 42 g, Fett: 14 g, Zucker: 24 g, Ballaststoffe: 3 g

So geht's:

Teig anrühren:
Alle Zutaten direkt in einer großen, mikrowellengeeigneten Tasse gut verrühren. Wer mag, gibt ein Stück Schokolade in die Mitte – für den flüssigen Kern.

Backen:
In der Mikrowelle bei 800 Watt ca. 1-1,5 Minuten erhitzen. Der Kuchen sollte oben fest, innen aber noch weich sein.

Servieren:
Kurz abkühlen lassen, nach Wunsch mit Puderzucker bestäuben oder mit Beeren toppen – fertig!

Keine Mikrowelle? Kein Problem!
Verwende eine kleine ofenfeste Form (z. B. Ramekin oder Tasse) und backe den Kuchen bei 180 °C Ober-/Unterhitze für ca. 15-20 Minuten im Ofen. Kurz abkühlen lassen und direkt genießen.

Tipp für Anfänger:
Achte darauf, den Kuchen nicht zu lange zu backen – er gart in der heißen Tasse noch leicht nach. So bleibt er innen schön saftig und wird nicht trocken.

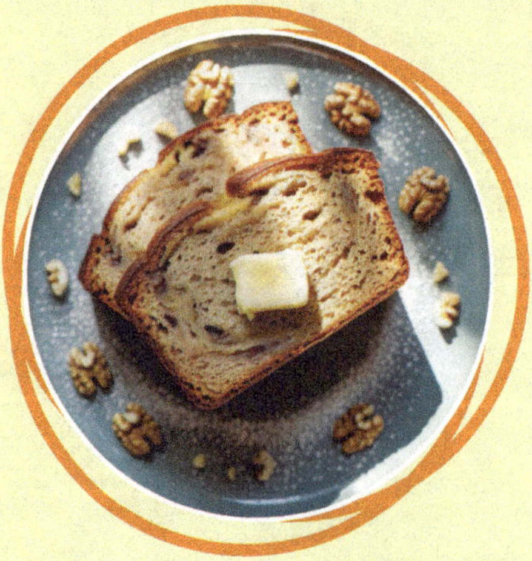

Bananenbrot

Zutaten:

2 sehr reife Bananen
1 Ei
100 g Mehl
2 EL Zucker oder Honig
2 EL Öl

Optional: Zimt, Nüsse, Schokostückchen, Vanille, Backpulver (1 TL für fluffigeres Ergebnis)

Portionen: 6 **Zubereitung: ca. 10 Min. + 35 Min.** **Schwierigkeit: Einfach**

Nährwerte (ca.): Kalorien: 150 kcal, Eiweiß: 3 g, Kohlenhydrate: 22 g, Fett: 5 g, Zucker: 9 g, Ballaststoffe: 2 g

So geht's:

Backofen vorheizen:
Ofen auf 180 °C (Ober-/Unterhitze) vorheizen. Eine kleine Kastenform einfetten oder mit Backpapier auslegen.

Teig zubereiten:
Bananen mit einer Gabel zerdrücken. Ei, Zucker (oder Honig) und Öl unterrühren. Dann das Mehl (und optional 1 TL Backpulver) unterheben, bis ein glatter Teig entsteht.

Backen:
Teig in die Form geben und ca. 35-40 Minuten backen. Mit Holzstäbchen testen - es sollte kaum Teig kleben bleiben.

Abkühlen & genießen:
Etwas abkühlen lassen, dann in Scheiben schneiden - pur oder mit etwas Butter ein Genuss!

Tipp für Anfänger:
Das Brot lässt sich super einfrieren. Für eine Mini-Version kannst du den Teig auch in Muffinförmchen backen (Backzeit dann ca. 20 Minuten).

Zimtschnecken

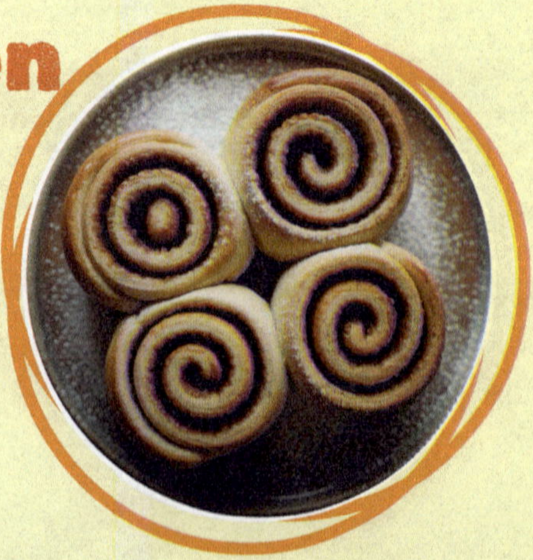

Zutaten:

- 1 Rolle Blätterteig (aus dem Kühlregal)
- 2 EL Zucker
- 1 EL Zimt
- 1 EL Butter (weich oder geschmolzen)
- 1 Ei (zum Bestreichen)

Optional: Puderzucker zum Bestäuben oder Zuckerguss

Portionen: 8 **Zubereitung:** ca. 10 Min. + 15 Min. **Schwierigkeit:** Sehr einfach

Nährwerte (ca.): Kalorien: 140 kcal, Eiweiß: 2 g, Kohlenhydrate: 13 g, Fett: 8 g, Zucker: 6 g, Ballaststoffe: 0,5 g

So geht's:

Ofen & Teig vorbereiten:
Ofen auf 200 °C (Ober-/Unterhitze) vorheizen. Blätterteig ausrollen und mit Butter bestreichen.

Füllung mischen & verteilen:
Zucker und Zimt vermengen und gleichmäßig über den Teig streuen.

Rollen & schneiden:
Teig von der langen Seite her aufrollen. In ca. 2 cm dicke Scheiben schneiden und mit etwas Abstand auf ein mit Backpapier belegtes Blech setzen.

Bestreichen & backen:
Mit verquirltem Ei bestreichen und ca. 12–15 Minuten goldbraun backen.

Tipp für Anfänger:
Noch warm mit etwas Zuckerguss (aus Puderzucker + Wasser oder Zitronensaft) beträufeln – dann sehen sie nicht nur aus wie vom Bäcker, sondern schmecken auch so!

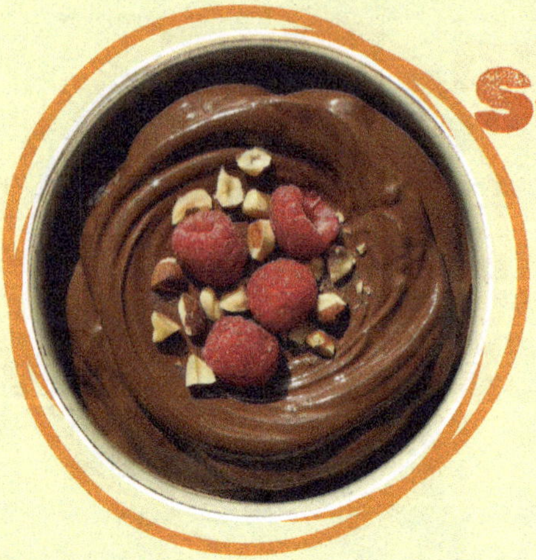

Avocado-Schoko-Mousse

Zutaten:

- 1 reife Avocado
- 2 EL Kakaopulver
- 2 EL Milch (oder Pflanzendrink)
- 1-2 TL Honig oder Ahornsirup
- 1 TL Zitronensaft

Optional: Vanille, Zimt, Topping aus Beeren, Nüssen oder Kokosraspeln

Portionen: 2 **Zubereitung:** ca. 5 Min. (plus **Schwierigkeit:** Sehr einfach

Nährwerte (ca.): Kalorien: 200 kcal, Eiweiß: 3 g, Kohlenhydrate: 11 g, Fett: 16 g, Zucker: 6 g, Ballaststoffe: 5 g

So geht's:

Avocado vorbereiten:
Avocado halbieren, entkernen und das Fruchtfleisch herauslöffeln.

Mixen:
Alle Zutaten in einen Mixer oder eine hohe Schüssel geben und mit dem Pürierstab glatt mixen.

Abschmecken & kühlen:
Nach Geschmack nachsüßen, dann mindestens 30 Min. kalt stellen - kalt schmeckt die Mousse noch besser.

Tipp für Anfänger:
Die Mousse lässt sich super vorbereiten – hält sich 1–2 Tage im Kühlschrank und eignet sich auch als Schicht im Dessertglas mit Früchten oder Granola.

Chia-Pudding mit Beeren

Zutaten:

- 2 EL Chiasamen
- 200 ml Milch oder Pflanzendrink
- 1 TL Honig oder Ahornsirup
- 1 Handvoll gemischte Beeren (TK oder frisch)
- 1 TL Vanilleextrakt oder etwas Zimt

Optional: Kokosflocken, Nüsse, Joghurt, Granola als Topping

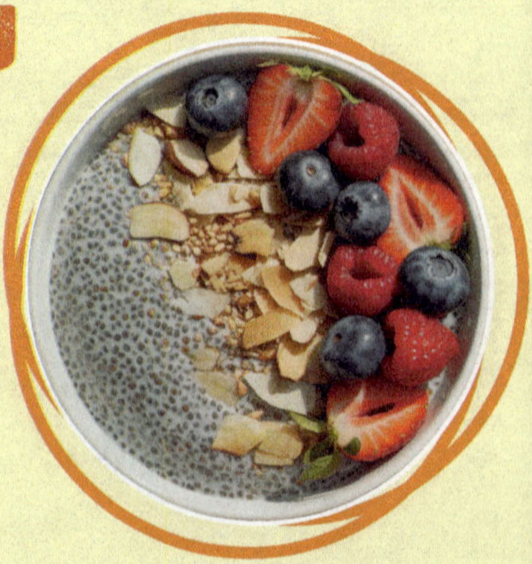

Portionen: 2 **Zubereitung:** Ca. 5 Min. (plus **Schwierigkeit:** Sehr einfach

Nährwerte (ca.): Kalorien: 180 kcal, Eiweiß: 5 g, Kohlenhydrate: 10 g, Fett: 10 g, Zucker: 6 g, Ballaststoffe: 7 g

So geht's:

Pudding ansetzen:
Chiasamen, Milch, Süße und Vanille in einem Glas oder einer Schüssel gut verrühren.

Quellen lassen:
Mindestens 1 Stunde in den Kühlschrank stellen (besser über Nacht). Zwischendurch nochmal umrühren, damit keine Klümpchen entstehen.

Servieren:
Mit Beeren und optionalem Topping anrichten – fertig ist dein Superfood-Dessert!

Tipp für Anfänger:
Auch super zum Mitnehmen im Schraubglas – einfach vorbereiten, kühlen, Deckel drauf und unterwegs genießen.

Gefüllte Teigtaschen

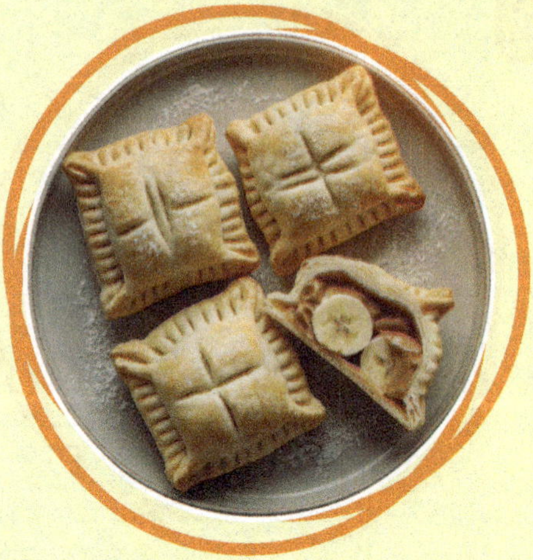

Zutaten:

- 1 Rolle Blätterteig (rechteckig, ca. 25 × 40 cm)
- 1 reife Banane
- 2 EL Erdnussbutter
- 1 TL Honig
- 1 Ei (zum Bestreichen)

Optional: Zimt, Schokodrops, Puderzucker, gehackte Nüsse

Portionen: 4 **Zubereitung:** ca. 10 Min. + 12 Min. **Schwierigkeit:** Einfach

Nährwerte (ca.): Kalorien: 220 kcal, Eiweiß: 4 g, Kohlenhydrate: 19 g, Fett: 14 g, Zucker: 8 g, Ballaststoffe: 1,5 g

So geht's:

Backofen & Füllung vorbereiten:

Backofen auf 200 °C (Ober-/Unterhitze) vorheizen.
Banane in Scheiben schneiden, mit Erdnussbutter und Honig in einer Schüssel vermengen.

Teig zuschneiden & füllen:
Blätterteig ausrollen und quer in 4 gleich große Rechtecke schneiden. Jeweils mittig 1-1½ EL Füllung platzieren. Dabei einen Rand lassen.

Teigtaschen formen:
Jedes Rechteck zusammenklappen (z. B. zu einem Quadrat oder Halbmond) und die Ränder gut andrücken, z. B. mit einer Gabel. Mit dem verquirlten Ei bestreichen und nach Wunsch mit Zimt oder Zucker bestreuen.

Backen:
Auf ein mit Backpapier belegtes Blech geben und ca. 12-15 Minuten backen, bis die Teigtaschen goldbraun sind.

Tipp für Anfänger:
Am besten warm genießen. Wer mag, kann noch etwas Puderzucker oder eine Kugel Eis dazureichen. Auch lecker: mit Nutella statt Erdnussbutter!

Schoko-Muffins

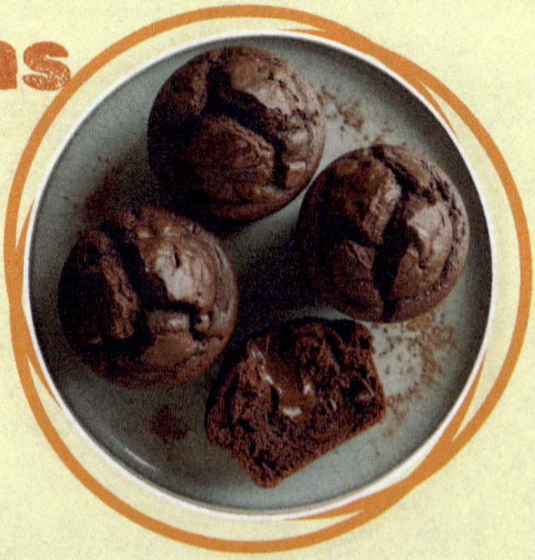

Zutaten:

- 120 g Mehl
- 2 EL Backkakao
- 80 g Zucker
- 1 Ei
- 100 ml Milch

Optional: 2 EL Öl oder Butter für mehr Saftigkeit, 1 TL Backpulver, Schokostückchen oder Nüsse

Portionen: 6 Zubereitung: ca. 10 Min. + 20 Min. Schwierigkeit: Einfach

Nährwerte (ca.): Kalorien: 180 kcal, Eiweiß: 4 g, Kohlenhydrate: 25 g, Fett: 6 g, Zucker: 12 g, Ballaststoffe: 2 g

So geht's:

Backofen vorheizen:
Ofen auf 180 °C (Ober-/Unterhitze) vorheizen. Muffinblech einfetten oder Papierförmchen bereitstellen.

Teig zubereiten:
Alle trockenen Zutaten (Mehl, Kakao, Zucker, optional Backpulver) in einer Schüssel vermengen. Ei und Milch zugeben und kurz verrühren, bis ein glatter Teig entsteht. Wer mag, gibt jetzt Öl oder Butter dazu.

Muffins backen:
Teig gleichmäßig auf 6 Förmchen verteilen. Optional mit Schokodrops oder Nüssen toppen. Im Ofen ca. 18–22 Minuten backen (Stäbchenprobe machen).

Tipp für Anfänger:
Wer's besonders saftig mag, kann einen Klecks Frischkäse oder einen Löffel Marmelade vor dem Backen in die Mitte drücken. Auch als Minikuchen für Geburtstage super geeignet!

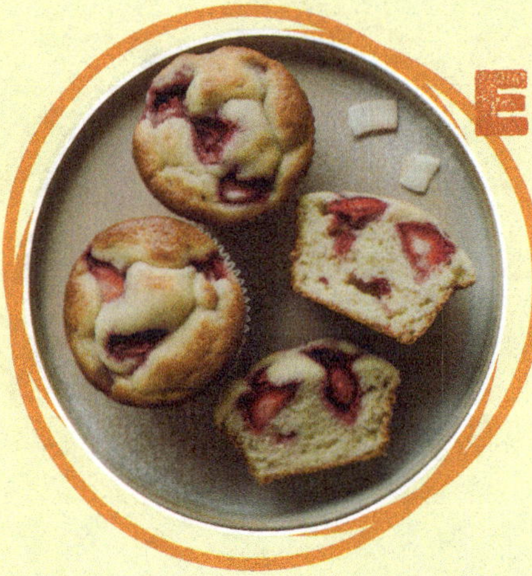

Joghurt-Erdbeer-Muffins

Zutaten:

120 g Mehl
1 Ei
80 g Zucker
100 g Naturjoghurt
80 g frische Erdbeeren (gewürfelt)

Optional: ½ TL Backpulver, Vanillezucker, Puderzucker zum Bestäuben, Kokosraspeln oder weiße Schokodrops

Portionen: 6 **Zubereitung:** ca. 10 Min. + 20 Min. **Schwierigkeit:** Einfach

Nährwerte (ca.): Kalorien: 170 kcal, Eiweiß: 4 g, Kohlenhydrate: 23 g, Fett: 5 g, Zucker: 10 g, Ballaststoffe: 1 g

So geht's:

Backofen vorbereiten:
Backofen auf 180 °C (Ober-/Unterhitze) vorheizen. Muffinform mit Papierförmchen auslegen oder einfetten.

Teig anrühren:
Mehl und Zucker (optional mit Backpulver) in einer Schüssel mischen. Ei und Joghurt hinzufügen und alles zügig zu einem glatten Teig verrühren. Erdbeeren vorsichtig unterheben.

Muffins backen:
Teig auf 6 Förmchen verteilen. Im vorgeheizten Ofen ca. 20 Minuten backen – Stäbchenprobe nicht vergessen!

Tipp für Anfänger:
Am besten mit reifen, süßen Erdbeeren – oder im Winter mit TK-Beeren (unaufgetaut unterheben). Mit etwas Vanillezucker im Teig oder Puderzucker obendrauf noch feiner!

Crepes mit Zucker & Zimt

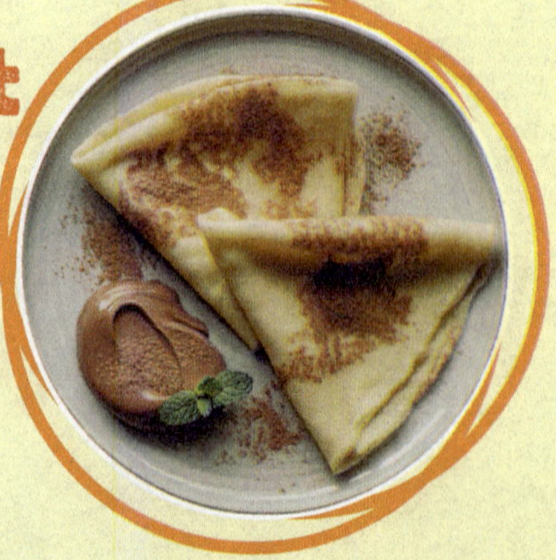

Zutaten:

- 100 g Mehl
- 1 Ei
- 200 ml Milch
- 1 EL Zucker
- 1 TL Öl oder Butter (zum Braten)

Optional: Zimt-Zucker-Mischung, Marmelade, Schokocreme, frische Früchte

Portionen: 4 **Zubereitung:** ca. 10 Min. + 10 Min. **Schwierigkeit:** Einfach

Nährwerte (ca.): Kalorien: 130 kcal, Eiweiß: 4 g, Kohlenhydrate: 18 g, Fett: 5 g, Zucker: 4 g, Ballaststoffe: 1 g

So geht's:

Teig rühren:
Mehl, Zucker, Ei und Milch in einer Schüssel glattrühren. Am besten mit einem Schneebesen oder Handrührgerät. 5 Minuten ruhen lassen.

Crepes braten:
Etwas Öl oder Butter in einer beschichteten Pfanne erhitzen. Eine kleine Kelle Teig in die heiße Pfanne geben und sofort dünn verteilen. Bei mittlerer Hitze von beiden Seiten goldgelb backen (je ca. 1-2 Minuten).

Servieren:
Warm servieren – zum Beispiel klassisch mit Zimt und Zucker bestreuen oder nach Wunsch füllen und zusammenrollen.

Tipp: Das ist ein einfaches Grundrezept – du kannst deine Crêpes ganz nach Geschmack füllen: mit Nutella, Marmelade, Ahornsirup, frischen Früchten, Quark, Joghurt oder sogar einer Kugel Eis.

Tipp für Anfänger:
Crepes schmecken warm am besten, lassen sich aber auch gut einfrieren oder kalt snacken. Wer's extra zart mag, kann 1 EL Mineralwasser unter den Teig rühren.

Cheesecake im Glas

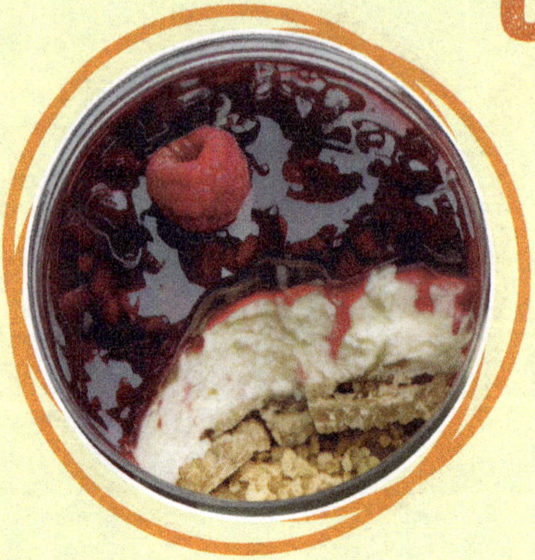

Zutaten:

100 g Frischkäse (Doppelrahmstufe)
100 g Joghurt oder Quark
2 EL Zucker oder Honig
2 Butterkekse (zerkrümelt)
1 Handvoll Beeren oder Marmelade nach Wahl

Optional: Vanillezucker, Zitronenabrieb, Zimt, Keks als Deko

Portionen: 2 | Zubereitung: ca. 10 Min. + 30 Min. | Schwierigkeit: Einfach

Nährwerte (ca.): Kalorien: 240 kcal, Eiweiß: 7 g, Kohlenhydrate: 20 g, Fett: 14 g, Zucker: 14 g, Ballaststoffe: 1 g

So geht's:

Creme anrühren:
Frischkäse, Joghurt (oder Quark) und Zucker in einer Schüssel glatt rühren. Wer mag, verfeinert mit Vanille oder Zitronenabrieb.

Gläser befüllen:
Zuerst zerkrümelte Kekse auf den Boden der Gläser geben. Dann die Frischkäsecreme gleichmäßig darauf verteilen.

Topping:
Mit Beeren, Marmelade oder Fruchtpüree toppen. Wer möchte, streut noch ein paar Keksbrösel obendrauf.

Kühlen:
Mindestens 30 Minuten kalt stellen – so wird die Creme fester und die Aromen verbinden sich.

Tipp für Anfänger:
Du kannst statt Beeren auch Karamell, Nutella, Bananenscheiben oder Apfelmus verwenden – je nachdem, worauf du Lust hast oder was im Kühlschrank ist!

Oreo-Dessert im Glas

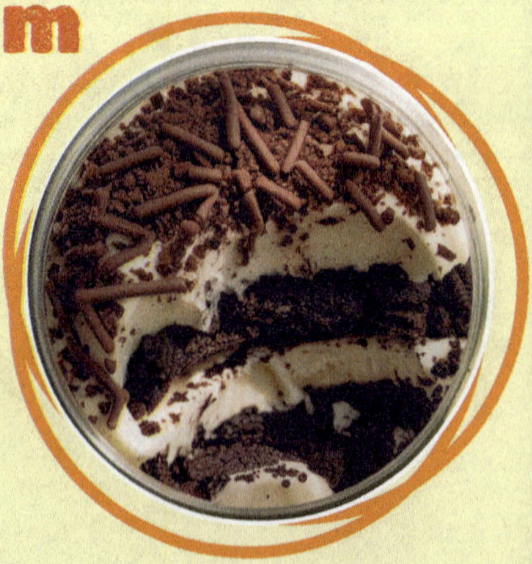

Zutaten:

- 6 Oreo-Kekse
- 100 g Frischkäse (Doppelrahmstufe)
- 100 g Schlagsahne oder Joghurt
- 1-2 EL Zucker oder Vanillezucker
- 1 Oreo (zerbröselt) als Deko

Optional: Kakaopulver, Schokoraspel, mehr Oreos als Topping

Portionen: 2 **Zubereitung:** ca. 10 Min. + 30 Min. **Schwierigkeit:** Einfach

Nährwerte (ca.): Kalorien: 310 kcal, Eiweiß: 5 g, Kohlenhydrate: 25 g, Fett: 20 g, Zucker: 18 g, Ballaststoffe: 1 g

So geht's:

Kekse vorbereiten:
Oreo-Kekse in einem Gefrierbeutel oder mit einem Glas grob zerbröseln. Die Hälfte der Brösel als Boden in die Gläser füllen.

Creme anrühren:
Frischkäse mit Zucker und Sahne oder Joghurt cremig rühren. Wer es luftiger mag, schlägt die Sahne vorher steif und hebt sie unter.

Gläser schichten:
Auf die Keksbrösel die Creme verteilen. Danach noch eine Schicht Oreo-Brösel und wieder Creme – je nach Glasgröße.

Topping & Kühlen:
Mit Oreo-Stückchen oder Kakaopulver toppen und mindestens 30 Minuten in den Kühlschrank stellen.

Tipp für Anfänger:
Für eine extra schokoladige Variante kannst du 1 TL Kakaopulver in die Creme mischen oder Nutella unterheben. Auch TK-Beeren passen gut als frischer Kontrast!

Erdbeer-Tiramisu mit Joghurt

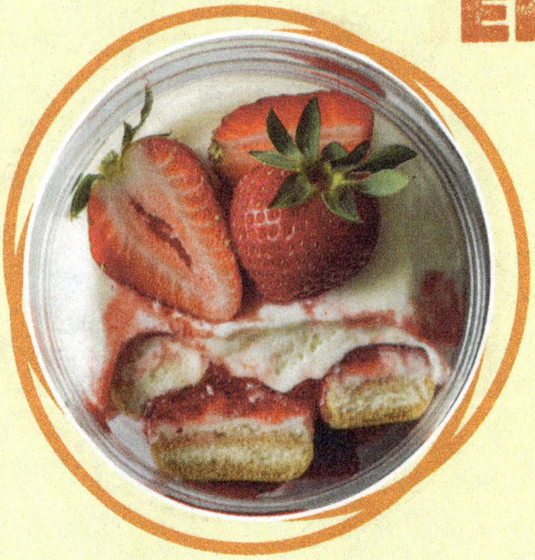

Zutaten:

- 150 g Erdbeeren (frisch oder aufgetaut)
- 100 g Joghurt (natur oder Vanille)
- 100 g Mascarpone oder Frischkäse
- 2-3 Löffelbiskuits
- 1-2 TL Zucker oder Honig

Optional: Zitronensaft, Vanillezucker, Minze, Erdbeersoße

Portionen: 2 Zubereitung: ca. 15 Min. + 1 Std. Schwierigkeit: Einfach

Nährwerte (ca.): Kalorien: 290 kcal, Eiweiß: 6 g, Kohlenhydrate: 25 g, Fett: 18 g, Zucker: 18 g, Ballaststoffe: 2 g

So geht's:

Erdbeeren vorbereiten:
Erdbeeren waschen, klein schneiden und nach Wunsch mit etwas Zucker oder Zitronensaft marinieren. Einige zur Deko beiseitelegen.

Creme anrühren:
Mascarpone (oder Frischkäse) mit Joghurt und Zucker zu einer glatten Creme verrühren.

Schichten:
Löffelbiskuits grob zerbrechen und als erste Schicht in die Gläser legen. Dann Erdbeerstücke und Creme darübergeben. Je nach Glasgröße wiederholen.

Kühlen & Servieren:
Mindestens 1 Stunde kalt stellen, damit die Biskuits schön weich werden. Mit Erdbeeren und ggf. Minze dekorieren.

Tipp für Anfänger:
Wer's noch leichter mag, ersetzt die Mascarpone durch nur Joghurt oder Quark. In der Saison kannst du das Dessert auch mit Himbeeren oder Pfirsichen machen!

Schokopudding mit Banane

Zutaten:

- 1 Päckchen Schokopuddingpulver (für 500 ml Milch)
- 500 ml Milch
- 2 TL Zucker
- 1 Banane
- 2 Butterkekse (optional, für Crunch)

Optional: Sahne, Zimt, Schokostreusel oder Nüsse als Topping

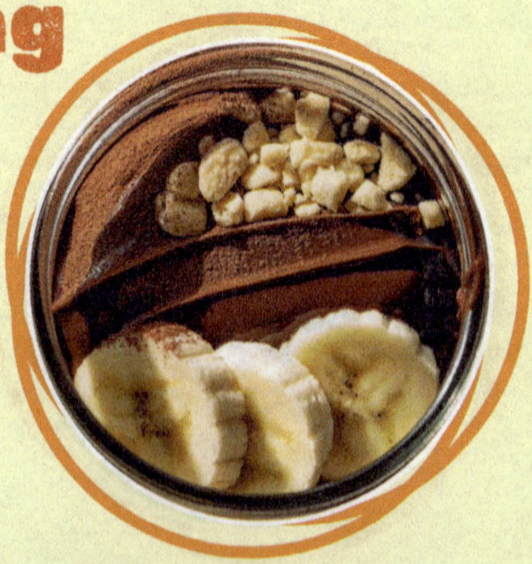

Portionen: 2 Zubereitung: ca. 10 Min. + 20 Min. Schwierigkeit: Einfach

Nährwerte (ca.): Kalorien: 250 kcal, Eiweiß: 6 g, Kohlenhydrate: 35 g, Fett: 7 g, Zucker: 22 g, Ballaststoffe: 2 g

So geht's:

Pudding kochen:
Puddingpulver nach Packungsanleitung mit Zucker und Milch zubereiten. Dabei regelmäßig rühren, damit nichts anbrennt. Danach leicht abkühlen lassen, aber nicht fest werden lassen.

Banane schneiden:
Banane in dünne Scheiben schneiden und auf die Gläser verteilen.

Schichten:
Banane auf dem Glasboden verteilen, Pudding darübergeben. Nach Wunsch mit Keksbröseln oder weiteren Bananenscheiben schichten.

Kühlen:
Gläser mindestens 20-30 Minuten kühl stellen. Der Pudding zieht durch und wird schön cremig.

Tipp für Anfänger:
Statt Banane kannst du auch Himbeeren oder TK-Kirschen verwenden. Wenn du's festlich magst: Oben drauf etwas geschlagene Sahne und Kakaopulver – fertig ist dein Mini-Schokotraum!

Apfel-Zimt-Crumble

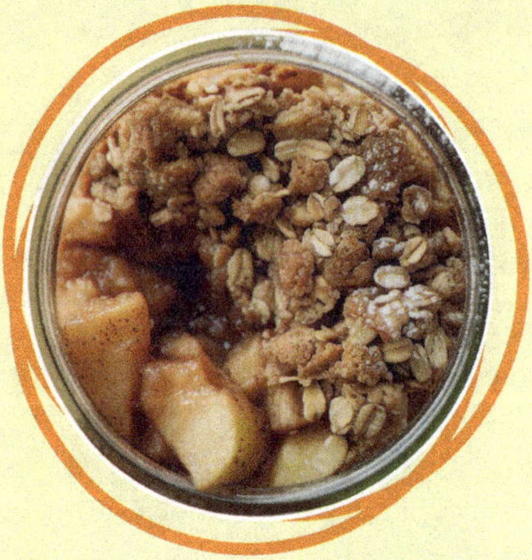

Zutaten:

- 1 großer Apfel
- 2 EL Haferflocken
- 2 EL Mehl
- 2 EL Butter
- 1 EL Zucker (braun oder weiß)
- ½ TL Zimt

Optional: Vanilleeis, Rosinen, Nüsse, Zitronensaft

Portionen: 2 Zubereitung: ca. 20 Min. Schwierigkeit: Einfach

Nährwerte (ca.): Kalorien: 310 kcal, Eiweiß: 4 g, Kohlenhydrate: 30 g, Fett: 18 g, Zucker: 14 g, Ballaststoffe: 3 g

So geht's:

Apfel vorbereiten:
Apfel waschen, entkernen und in kleine Würfel schneiden. In einer kleinen Pfanne mit ½ TL Butter kurz andünsten. Mit Zimt und nach Wunsch etwas Zitronensaft verfeinern.

Crumble zubereiten:
In einer Schüssel Mehl, Haferflocken, Zucker und Butter mit den Fingern zu Streuseln verkneten.

Alles in die Pfanne:
Die Streusel über den Apfel in der Pfanne streuen. Deckel drauf und auf niedriger Hitze ca. 10 Minuten garen, bis die Äpfel weich und die Streusel knusprig sind.

Servieren:
Am besten warm genießen – pur oder mit einem Klecks Joghurt oder Vanilleeis.

Tipp für Anfänger:
Kein Apfel da? Funktioniert auch mit Birne oder TK-Beeren. Für mehr Crunch kannst du gehackte Nüsse mit in die Streusel geben.

Gebackene Banane

Zutaten:

- 2 reife Bananen
- 1 TL Butter oder Öl
- 1 TL Honig
- ½ TL Zimt
- 1 Prise Salz

Optional: Vanilleeis, gehackte Nüsse, Schokostückchen

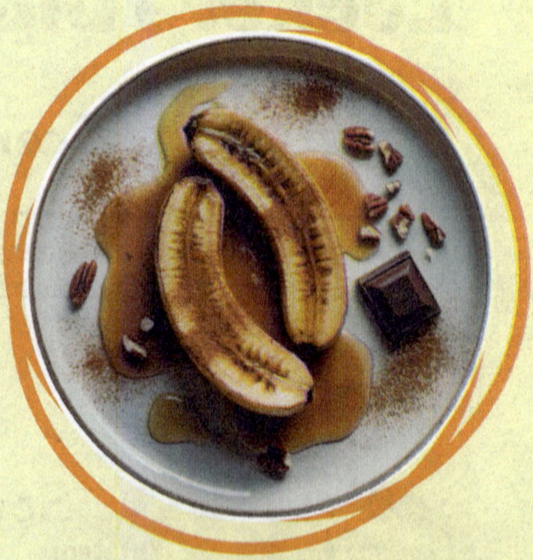

Portionen: 2 Zubereitung: ca. 10 Min. Schwierigkeit: Einfach

Nährwerte (ca.): Kalorien: 190 kcal, Eiweiß: 2 g, Kohlenhydrate: 28 g, Fett: 6 g, Zucker: 17 g, Ballaststoffe: 3 g

So geht's:

Banane vorbereiten:
Bananen schälen und der Länge nach halbieren. Optional leicht mit einer Prise Salz und Zimt bestreuen.

Anbraten:
Butter oder Öl in einer Pfanne erhitzen. Bananen mit der Schnittseite nach unten bei mittlerer Hitze 2-3 Minuten anbraten, bis sie goldbraun sind.

Wenden & karamellisieren:
Bananen wenden, mit Honig beträufeln und nochmals kurz braten, bis sie weich und karamellisiert sind.

Servieren:
Am besten sofort servieren - pur oder mit Vanilleeis, Joghurt oder gehackten Nüssen.

Tipp für Anfänger:
Auch lecker mit einem Hauch Erdnussbutter oder mit Zartbitterschokolade bestreut. Wenn du magst, kannst du die Bananen auch im Ofen oder Airfryer backen (ca. 8 Min. bei 180 °C).

Leckere Dips - die Perfekten

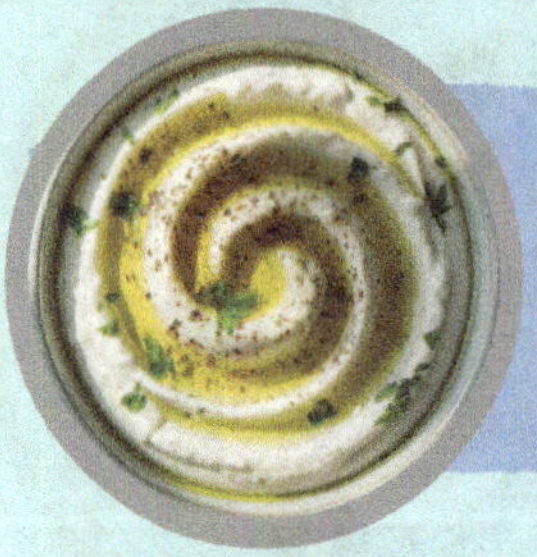

Cremiger Knoblauch-Dip

Zutaten:
3 EL Joghurt,
2 EL Mayonnaise,
1 Knoblauchzehe,
Salz, Pfeffer

Zubereitung:
Knoblauch fein hacken oder pressen und mit Joghurt und Mayo verrühren. Mit Salz und Pfeffer abschmecken – fertig!

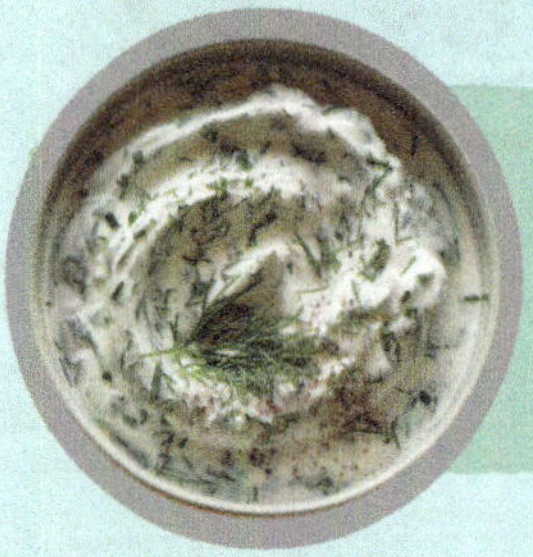

Sour Cream & Kräuter

Zutaten:
100 g Sour Cream,
1 TL Zitronensaft,
1 TL gehackte Petersilie, Salz,
Pfeffer

Zubereitung:
Alle Zutaten in einer kleinen Schüssel gut verrühren. Vor dem Servieren kurz durchziehen lassen.

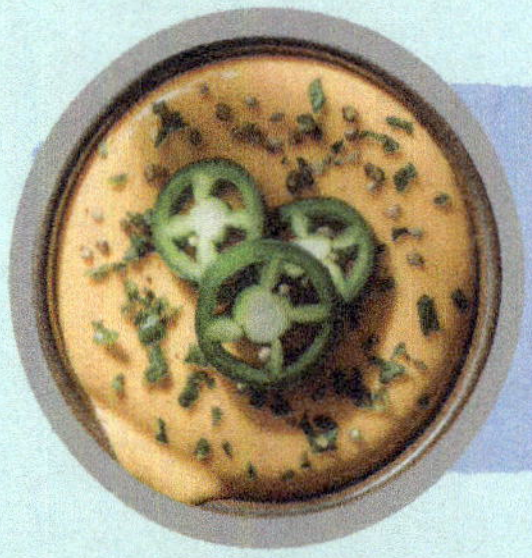

Käsedip mit Jalapeños

Zutaten:
100 g geriebener Käse,
50 ml Milch,
1 TL gehackte Jalapeños

Zubereitung:
Käse und Milch in einem kleinen Topf langsam erhitzen und rühren, bis es cremig ist. Jalapeños unterrühren und sofort servieren.

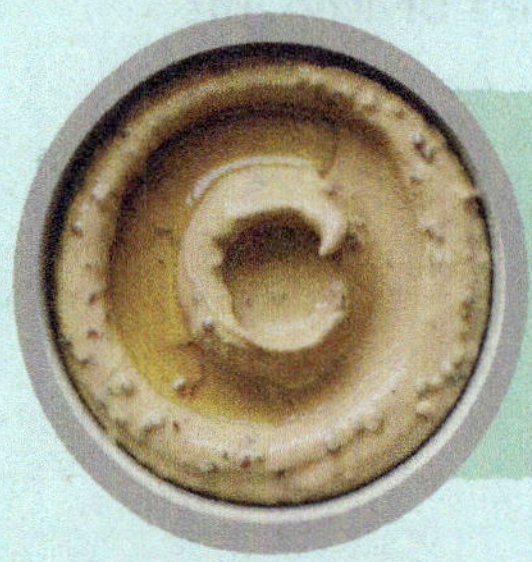

Honig-Senf-Dip

Zutaten:
2 EL Joghurt,
1 EL Senf,
1 EL Honig,
1 TL Zitronensaft,
Salz & Pfeffer

Zubereitung:
Alle Zutaten in einer kleinen Schüssel glatt rühren. Mit Salz und Pfeffer abschmecken – fertig!

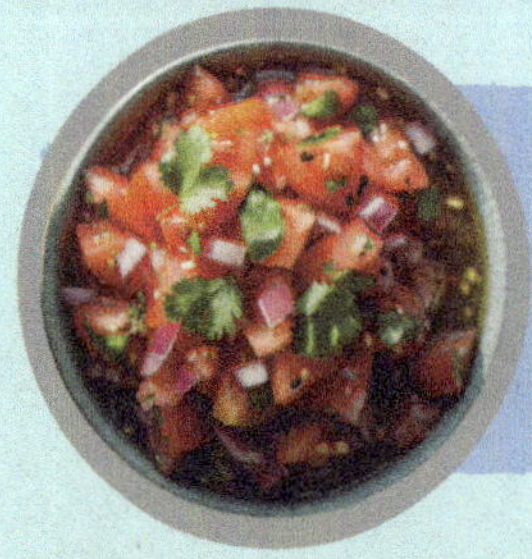

Tomaten-Salsa

Zutaten:
2 Tomaten,
½ Zwiebel,
1 TL Limettensaft,
1 kleine Chilischote,
Salz

Zubereitung:
Tomaten und Zwiebel fein würfeln, Chili hacken und alles vermengen. Mit Limettensaft und Salz abschmecken.

Begleiter für deine Gerichte!

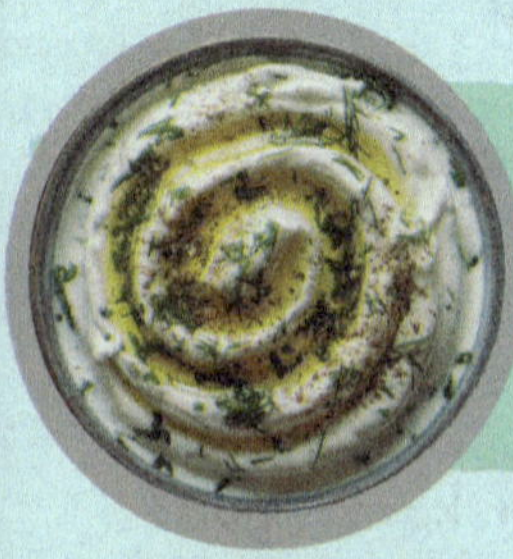

Tzatziki light

Zutaten:
100 g Joghurt (mager),
¼ Gurke,
½ Knoblauchzehe,
1 TL Zitronensaft,
Salz & Pfeffer

Zubereitung:
Gurke fein reiben und gut ausdrücken, dann mit Joghurt, Zitronensaft und Knoblauch verrühren. Salz und Pfeffer hinzu.

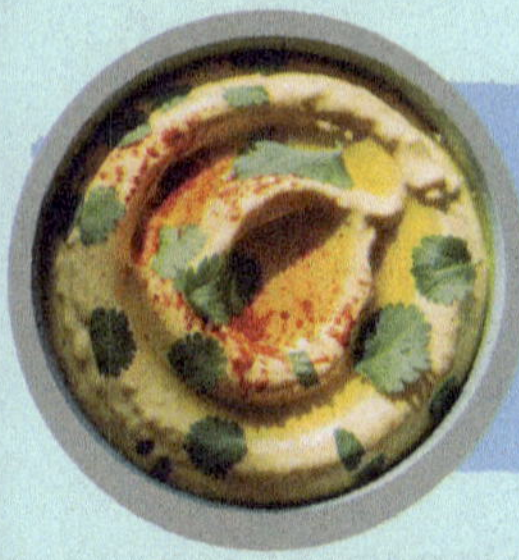

Curry-Joghurt-Dip

Zutaten:
3 EL Joghurt,
1 TL Currypulver,
1 TL Honig,
1 TL Zitronensaft

Zubereitung:
Alle Zutaten in einer kleinen Schüssel verrühren. Nach Belieben mit Pfeffer abschmecken.

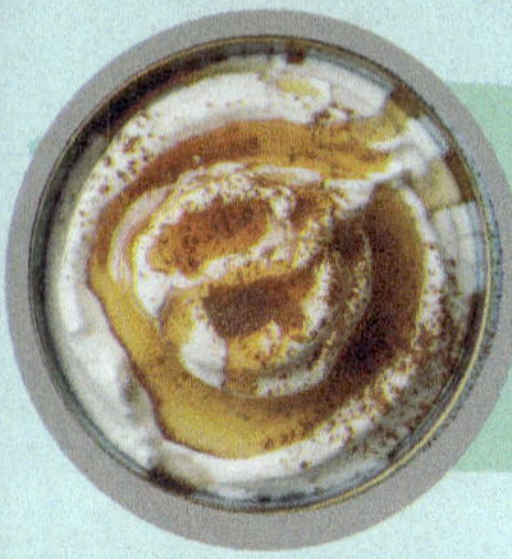

Joghurt-Honig-Dip mit Zimt

Zutaten:
3 EL griechischer Joghurt,
1 TL Honig,
¼ TL Zimt

Zubereitung:
Alle Zutaten gut verrühren. Passt perfekt zu frischem Obst oder Pancakes.

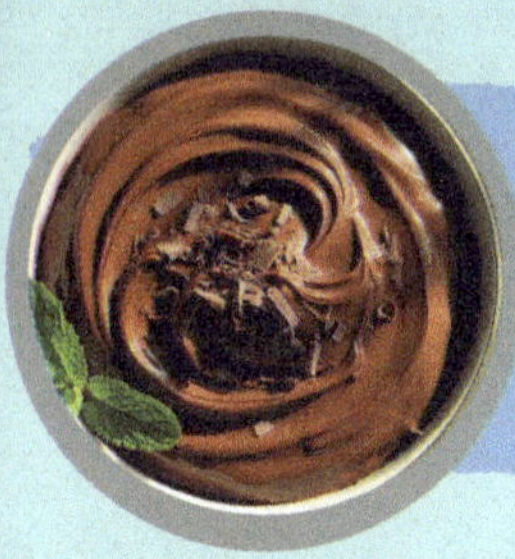

Schoko-Quark-Dip

Zutaten:
3 EL Magerquark,
1 TL Kakaopulver,
1 TL Ahornsirup oder Honig

Zubereitung:
Zutaten in einer Schüssel glatt rühren. Für mehr Süße etwas mehr Sirup verwenden.

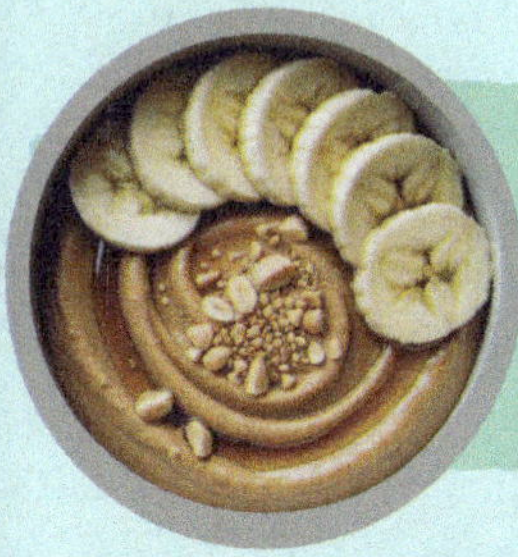

Erdnuss-Dip mit Banane

Zutaten:
1 reife Banane,
1 EL Erdnussbutter,
1 TL Honig

Zubereitung:
Banane zerdrücken und mit Erdnussbutter und Honig vermischen. Am besten frisch servieren.

Abschlusswort

Du hast's geschafft – richtig stark!

Du bist durch alle Rezepte durch – von schnellen Pfannengerichten bis zu soulfood-tauglichen Ofenhits und süßen Belohnungen. Und das mit minimalem Aufwand, maximalem Geschmack und nur 5 Zutaten pro Gericht.

Ob für stressige Uni-Tage, WG-Abende oder den Hunger zwischendurch: Du weißt jetzt, wie einfach Kochen sein kann – ganz ohne Küchendrama oder riesigen Einkaufszettel.

Denk dran:
👉 Wenig Budget = kein Problem
👉 Wenig Zeit = trotzdem lecker
👉 Wenig Erfahrung = jetzt nicht mehr!

Also: Koch weiter, probier aus, misch dir dein eigenes Lieblingsrezept – und vor allem: Gönn dir was Gutes. Du hast's verdient.

Bleib hungrig – aber nur im übertragenen Sinne.

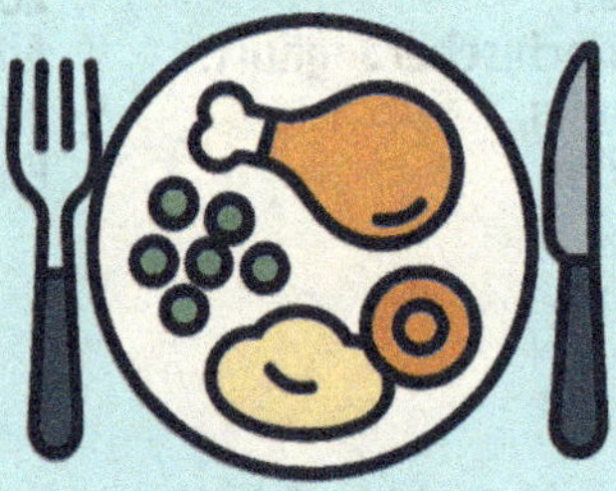

Impressum

1. Auflage

Herausgeber: Summiteer Publishing
Autor: Fabi Gruß
Redaktion: Verlagsbüro Summiteer Publishing
Manuskriptbearbeitung: Verlagsbüro Summiteer Publishing
Covergestaltung und Buchsatz: Verlagsbüro Summiteer Publishing
Verantwortlich für den Druck: Amazon Distribution GmbH

ISBN: 978-1-962829-23-6

Für Fragen und Anregungen:
info@summiteerpublishing.com
2407 Bayshore Ave, Ventura CA

Haftungsausschluss

Die in diesem Buch enthaltenen Rezepte, Zubereitungstipps und Informationen basieren auf den besten verfügbaren Quellen und der Erfahrung des Autors. Alle Inhalte wurden mit größtmöglicher Sorgfalt und Aufmerksamkeit zusammengestellt. Dennoch übernimmt der Autor und der Verlag keinerlei Haftung für eventuelle Schäden, die direkt oder indirekt durch die Nutzung der Rezepte oder Tipps in diesem Buch entstehen könnten.

1. Gesundheitliche Risiken: Die Anwendung der Rezepte und Vorschläge in diesem Buch erfolgt auf eigene Verantwortung. Es wird ausdrücklich darauf hingewiesen, dass bei bestimmten gesundheitlichen Bedingungen, wie Allergien, Unverträglichkeiten oder speziellen Diäten, eine vorherige Konsultation mit einem Arzt, Ernährungsberater oder Fachmann erforderlich ist. Die Rezepte wurden nicht auf individuelle gesundheitliche Bedürfnisse angepasst und sind nicht als Ersatz für professionelle medizinische Beratung gedacht.

2. Unfälle und Verletzungen: Der Autor und der Verlag übernehmen keine Haftung für Unfälle, Verletzungen oder Schäden, die während der Zubereitung oder dem Verzehr der in diesem Buch enthaltenen Rezepte entstehen könnten. Bitte achte beim Kochen und Backen stets auf deine Sicherheit, besonders beim Umgang mit heißen Geräten, Messern und anderen Küchenutensilien.

3. Diätetische Informationen und Nährwerte: Obwohl das Buch Nährwertangaben enthält, sind diese Werte als allgemeine Schätzungen und nicht als präzise Berechnungen zu betrachten. Die Nährwerte können je nach den verwendeten Zutaten und Portionsgrößen variieren. Es wird empfohlen, bei spezifischen diätetischen Anforderungen oder Bedenken einen Fachmann zu konsultieren, um sicherzustellen, dass die Rezepte zu deinen individuellen Ernährungsbedürfnissen passen.

4. Änderungen und Anpassungen der Rezepte: Die Rezepte in diesem Buch sind Vorschläge und können nach Belieben modifiziert oder angepasst werden. Es obliegt dem Leser, zu entscheiden, welche Zutaten oder Zubereitungsmethoden für ihn oder sie am besten geeignet sind. Der Autor und der Verlag übernehmen keine Verantwortung für Abweichungen in Geschmack, Konsistenz oder Ergebnis, die durch Änderungen der Rezepte entstehen.

5. Haftungsausschluss bezüglich der Genauigkeit und Aktualität: Alle in diesem Buch enthaltenen Informationen, Rezepte und Zubereitungstipps wurden mit größter Sorgfalt erstellt. Der Autor und der Verlag übernehmen jedoch keine Garantie für die Vollständigkeit, Richtigkeit oder Aktualität der Informationen. Änderungen in der Lebensmittelindustrie, bei Zutaten oder in der Ernährungswissenschaft können dazu führen, dass bestimmte Informationen veraltet oder ungenau sind.

6. Keine kommerzielle Nutzung: Die Inhalte dieses Buches dürfen ausschließlich für den persönlichen Gebrauch genutzt werden. Jegliche kommerzielle Nutzung, Vervielfältigung oder Verbreitung der Rezepte oder des Inhalts dieses Buches ohne vorherige schriftliche Zustimmung des Autors oder des Verlags ist untersagt.

7. Nutzung auf eigenes Risiko: Die Nutzung der in diesem Buch enthaltenen Inhalte erfolgt auf eigenes Risiko. Der Autor und der Verlag übernehmen keine Haftung für Schäden, die aus der Anwendung der Rezepte oder Tipps resultieren, sei es physischer, psychischer oder materieller Art.